骨病患者诊疗与康复护理

张 滟 夏尔键 陈嘉华 ◎著

吉林科学技术出版社

图书在版编目（CIP）数据

骨病患者诊疗与康复护理 / 张滟，夏尔键，陈嘉华
著. -- 长春：吉林科学技术出版社，2021.8
ISBN 978-7-5578-8540-3

Ⅰ．①骨… Ⅱ．①张… ②夏… ③陈… Ⅲ．①骨疾
病 —诊疗②骨疾病—康复 Ⅳ．①R68

中国版本图书馆 CIP 数据核字(2021)第 159859 号

骨病患者诊疗与康复护理
GUBING HUANZHE ZHENLIAO YU KANGFU HULI

著　张　滟　夏尔键　陈嘉华
责任编辑　史明忠
幅面尺寸　185mm×260mm　1/16
字　　数　248 千字
印　　张　11
版　　次　2023 年 3 月第 1 版
印　　次　2023 年 3 月第 1 次印刷

出　　版　吉林科学技术出版社
发　　行　吉林科学技术出版社
地　　址　长春市净月区福祉大路 5788 号
邮　　编　130118
发行部电话/传真　0431-81629529　81629530　81629531
　　　　　　　　　　81629532　81629533　81629534

储运部电话　0431-86059116

编辑部电话　0431-81629518
印　　刷　北京四海锦诚印刷技术有限公司

书　　号　ISBN 978-7-5578-8540-3
定　　价　60.00 元

前　言

多年来,骨科界的同道们在骨科疾病的诊治方面已经开展了大量的临床和研究工作,创造、掌握和推广了一些用于骨科的先进技术,使许多肢体伤残的病人重新获得生活和工作的能力;同时也引进、消化和应用国际上通用的创伤骨科诊疗新技术,成为拯救病人生命、重建肢体功能的重要手段,积累了丰富的临床经验。但是,随着人们生活水平的提高,肢体伤残者治疗康复的期望值越来越大,对医疗的要求也越来越高;加上肢体损伤的情况本来就是千变万化、错综复杂的,临床上需要解决的问题还很多,我们需要加强骨科的临床研究,推动该领域的学术交流,取长补短,共同发展。这部书是以临床实用为主,在临床实践的基础上,参阅了骨科方面权威医学图书、期刊及有关专家的论述,重点表述了疾病的诊断、治疗及检查等。因此,对临床有很好的指导作用。

最后,需要说明的是,尽管我们的全体译制人员做了非常艰苦而细致的工作,但由于时间仓促,加之我们的水平有限,文中难免有不妥甚至错误之处,敬请同行专家和广大读者批评指正,不吝赐教。

编者
2021 年 7 月

目　录

第一章 骨科手术麻醉

第一节 骨科麻醉管理特点

骨科手术可见于任何年龄。先天性疾患而要求手术者，一般年龄偏小，但骨关节病和骨折手术中，老年人逐渐增多。由于老年人常合并慢性心、肺疾患或伴高血压而长期服用降压药，术前应把高血压降至适当水平，且继续服用至手术日晨，防止停用药物后高血压反跳。因此，术前须做好全面检查及充分准备。

某些骨关节疾患患者，可能全身或局部应用糖皮质激素，达到消炎、消肿、止痛和改善功能的作用。但长期大量使用可导致肾上腺皮质功能减退，术中易出现原因不明的低血压、苏醒延迟或呼吸抑制延长等表现，因此，在围手术期应适当补充激素，提高患者应激能力，预防低血压的发生。

骨组织的血运丰富，创面渗血较多，尤以骨断面或骨髓腔明显，往往渗血难止。手术部位、手术时间、患者凝血功能、施术者的技巧和麻醉技术皆可影响手术出血量，而且出血量也各不相同，时间越长出血越多，术后伤口有可能继续渗血。因此，术前对此应有充分估计和准备。四肢手术虽可在止血带下进行，以减少手术野失血而便于手术操作，但放松止血带时，因局部血管扩张，出血量也不可低估。骨科手术中根据纱布及吸引瓶内出血量估计失血量较为容易，但对入院前创伤性骨折出血的患者，则失血量估计较难。因此，在临床上应结合患者表现及检查给予血容量的补充。

手术时体位：骨科手术方式复杂多变，不同的方式对患者的体位要求也不同，肩部手术多取头高位，髋关节手术多取侧卧位，脊柱手术多取俯卧位。体位不当会导致多种问题的出现，如气管内插管发生扭折及脱出、空气栓塞、神经损伤、血液回流障碍或局部组织压迫性缺血坏死等，其中以气管内插管发生扭折及脱出和神经损伤较多见。气管内全身麻醉时，最好选用带金属的气管内插管，其管壁内镶有螺旋形金属圈，可防止因体位改变引起气管导管的扭折。还要注意气管导管脱出或滑入，在体位改变后应再次检查导管位置，确保呼吸道通畅。

有些骨科患者术中实行内固定，或手术后尚须做石膏固定，如全麻患者过早清醒可引起躁动而影响手术整复的效果，因此应待石膏塑形或敷料包扎完毕后，再使患者清醒，清醒时严防患者躁动。

骨科围手术期，应加强防治深静脉血栓形成和肺栓塞等严重并发症，尤其是高龄患者下肢骨折后因活动受限，长期卧床，血流缓慢及血液浓缩极易引起下肢静脉炎及深静脉血栓形成。麻醉后，特别是椎管内麻醉后，神经根被阻滞，下肢肌肉松弛，血管扩张，使存在于下肢静脉内原先的栓子松动和脱落，可诱发急性肺栓塞。另外，施术者抬高患肢行手术野消毒及使用驱血带等原因，增加患肢活动，也有可能促进血管内栓子松动及脱落，发生急性肺栓塞，引起致命后果，因此有条件时，术前有必要行下肢深静脉超声检查。

第二节　术前对骨科特殊情况的评估

类风湿关节炎的患者是免疫介导的慢性进行性滑膜炎，可对全身关节造成破坏而发生畸形和关节不稳定，并累及心血管系统可造成心脏瓣膜病变、心包炎、心肌病，或累及呼吸系统导致胸膜炎或肺间质纤维化等。类风湿关节炎可导致寰枢椎不稳定，当颈部弯曲时可能引起半脱位，急性寰枢椎半脱位会导致脊髓受压，甚至发生脊髓动脉压迫引起四肢瘫痪或突然死亡。当影响到颞下颌关节时使下颌活动受限，张口度减少，使气管插管的难度增加。病患声嘶或吸气喘鸣提示可能有环杓关节炎所致的声门狭窄，应选择相对较细的气管导管，并注意防止拔管后气道梗阻的发生。类风湿关节炎的患者长期服用非选择性非甾体抗炎药治疗疼痛，这类药物具有一些副作用，如胃肠道出血、肾毒性及血小板功能障碍等。

强直性脊柱炎多见于男性，主要由于骨附着处韧带、关节软骨及椎间盘逐渐骨化，最终引起整个脊柱僵硬，呈竹节样改变，胸椎驼背畸形、颈腰椎生理曲线变直、脊柱强直、严重活动障碍。麻醉前应考虑注意以下问题：①对脊柱骨折和颈椎不稳定者，在患者清醒时先选择好最合适的手术体位；②上肢手术若用臂丛阻滞，应采用腋路法而不用肌间沟法；③颈部不能活动的患者，椎管往往已融合，施行椎管内麻醉很困难，甚至不可能，应选用全身麻醉。颈部不能活动和颈椎不稳定的患者或张口困难者，可采取清醒插管法，或借助纤维支气管镜经鼻进行气管内插管。有条件时可采用视频喉镜，视频喉镜是含有微型视频的新型气管插管装置，能够使操作者间接显露声门。对强直性脊柱炎患者，Glidescope视频喉镜可较Macintosh喉镜提供更好的喉显露视野，并允许大多数患者成功完成经鼻气管插管。对颈椎固定患者进行的一项研究证明，与Macintosh喉镜相比，Glidescope视频喉镜可降低气管插管困难评分，改善喉显露的C/L分级，便于气管内插管，提高气管内插管成功率。对于颈部活动度尚可的患者，椎骨的融合可能是不完全的，可考虑实施椎管内麻醉。

第三节　骨科手术麻醉的选择

骨科手术麻醉应根据手术部位、体位、手术时间长短及患者的全身情况，选择最熟练和最有效的麻醉方法。目前国内麻醉医师常用的麻醉方法包括外周神经阻滞、椎管内神经阻滞和全身麻醉。各种技术近十年来都有了新的发展，包括神经刺激定位仪、超声神经定位、腰麻－硬膜外联合穿刺针以及声门上通气技术的广泛应用；与此同时，克服困难插管的各种工具不断出现，大大提高了麻醉工作效率，降低了麻醉风险，改善了麻醉质量。因此，麻醉技术和理念也不断更新，麻醉医师有了更多选择；有时麻醉医师会根据临床情况将上述麻醉方法进行复合使用，发挥更大优势。

一、上肢手术麻醉选择

上肢手术可采用臂丛神经阻滞，臂丛神经由 $C_5 \sim T_1$ 脊神经的前支组成，上述神经在椎间孔分出后，在前、中斜角肌之后形成上、中、下干，上干由 $C_5 \sim C_6$ 前支、中干由 C_7、下干由 $C_8 \sim T_1$ 构成；三条神经干穿过前、中斜角间隙，向前外、下方向伸展，到锁骨后第 1 肋骨中外缘，每个神经干分成前、后两股；通过第 1 肋骨和锁骨中点，再经腋窝顶进入腋窝，在腋窝各神经干的前、后两股再组成束。根据它们与腋动脉的部位关系，3 个后股在腋动脉后侧合成后束，最后延续为桡神经；上干和下干的前股在腋动脉外侧组成外侧束，最后延续为正中神经；下干的前股延伸为内侧束，最后延续为尺神经。

（一）肩部手术麻醉

肩区神经支配为 $C_3 \sim C_6$ 神经根，来自颈神经丛 $C_3 \sim C_4$ 分支支配肩项皮肤；其余皮肤和肩部深层组织由 $C_5 \sim C_6$ 支配，故肩部手术须阻滞 $C_3 \sim C_6$，包括颈丛和臂丛。因颈丛和臂丛在一平面而相互连续，肌间沟阻滞局麻药可在 C_6 脊椎平面上、下扩散。因此，肩部或上臂手术可选用肌间沟法，若切口延到腋窝可补充皮下局麻药浸润。肘部以下手术可选用腋路法，应同时在腋下阻滞 $T_1 \sim T_2$ 支配的肋间臂内侧皮神经，使麻醉效果更完善。手和前臂内侧为 $C_7 \sim C_8$ 和 T_1 支配，肌间沟法有时阻滞不全，最好采用腋路法。操作时应避免盲目反复穿刺，防止损伤血管引起局部血肿，避免局麻药误注入血管内引起毒性反应。肌间沟法有可能误入椎管内造成高位硬膜外阻滞或全脊髓麻醉的危险，锁骨上法有损伤胸膜并发气胸的可能，应警惕。手术时间长或双侧上肢同时进行手术时，最好应用气管内全身麻醉。

（二）上肢周围神经阻滞

包括尺神经阻滞、正中神经阻滞、桡神经阻滞、指神经阻滞。在临床上，下肢周围神经行单支阻滞其作用有限，较大手术须多点注射并辅助局部浸润麻醉，现主要作为臂丛神经阻滞不全时的补充手段或为手部短小手术提供镇痛。

二、下肢手术麻醉选择

常选用蛛网膜下隙阻滞、硬膜外阻滞或腰麻－硬膜外联合阻滞。蛛网膜下隙阻滞具有起效迅速、镇痛完善、肌肉松弛好等优点，对老年或高血压患者，谨防麻醉平面过广引起低血压。硬膜外阻滞行下肢手术时可在 L_2 ~ L_3 或 L_3 ~ L_4 间隙穿刺，由于下肢神经主要来自腰、骶神经丛，为使下肢麻醉完善，需保证腰骶丛神经阻滞良好，但 L_5 ~ S_1 神经较粗大，局麻药渗入较慢，可出现阻滞不全，如果适当加大局麻药用量和浓度，常可获得满意效果。腰麻－硬膜外联合阻滞（CSEA）目前在骨科手术应用较多。操作时可选用 L_3 ~ L_4 椎间隙行硬膜外穿刺，成功后退出针芯，经硬膜外穿刺针腔插入 25 号腰麻穿刺针，通过硬膜外穿刺针顶端勺状面小孔，刺破硬脊膜和蛛网膜后见脑脊液回流，将局麻药注入蛛网膜下隙，注毕退出腰麻穿刺针，向头侧置入硬膜外导管备用。目前，腰麻穿刺针有了很大改进，普遍使用针内针技术，从而使针芯更细，减轻了硬膜的损伤程度，同时避免了和皮肤的直接接触，减少了感染的机会；采用笔尖式针芯，针孔侧置使针芯不像传统的斜面式穿刺针那样切开硬脊膜，而是分开硬脊膜，对硬脊膜的损伤更小，且容易愈合，明显减少脑脊液的外漏等，大大减少术后头痛。腰麻－硬膜外联合阻滞将蛛网膜下隙阻滞的可靠性与硬膜外阻滞的灵活性相结合，取长补短，使麻醉更加完善，既保留了蛛网膜下隙阻滞起效快、麻醉效果好的优点，又可经硬膜外导管追加局麻药，弥补蛛网膜下隙阻滞平面不足或阻滞时间的有限。

神经定位技术的改进：由于椎管内阻滞可提供完善的麻醉，因此，临床应用下肢周围神经阻滞相对较少。但近十余年来，下肢外周神经阻滞技术取得了极大进展，一方面得益于这种技术起效快、麻醉效果好，对全身影响小、严重并发症的发生率少、恢复迅速以及术后镇痛维持时间较长等优点；另一方面是神经刺激器和超声技术方面的飞速发展，提高了外周神经阻滞成功率和神经阻滞的质量。神经阻滞的关键是如何准确定位所阻滞的神经或神经丛，如果说从传统的异感定位到神经刺激器定位是外周神经阻滞定位的进步，那么超声引导定位外周神经则是区域阻滞领域的巨大变革。超声引导定位技术为麻醉医师直接观察外周神经及其周围组织提供了可能，在可视情况下更直观地阻滞外周神经，有助于操作者观察局麻药在神经周围的扩散情况和导管的置入位置，从而提高了外周神经阻滞的成功率，减少并发症。与神经刺激器相比，超声引导技术的优点为避免了穿刺针误入血管、体腔以及神经内注射的风险，提高了神经阻滞成功率。对肥胖患者或对于下肢及中轴神经阻滞，由于神经组织周围肌肉及脂肪组织丰富，位置较深，有时神经组织不能在超声图像上清晰显像时，现有研究推荐应用超声联合神经刺激器定位技术，这样可以精确地定位目标神经，确保麻醉的成功率。

下肢最主要神经支配来自腰神经丛和骶神经丛。腰丛由 T_{12} 前支一部分及 $L_1 \sim L_3$ 前支和 L_4，前支一部分组成。腰丛上端的三支神经是髂腹下神经、髂腹股沟神经和生殖股神经，支配髋部和腹股沟区皮肤；腰丛下端三支神经为股外侧皮神经、股神经及闭孔神经。腰丛由腰骶干（L_4 的余下部分及 L_5 前支合成）及骶尾神经前支组成。其分支为臀上神经、臀下神经、股后皮神经和坐骨神经。下肢神经支配为：大腿外侧为股外侧皮神经，前面为股神经，内侧为闭孔神经和生殖股神经，后面为骶神经的小分支；小腿和足绝大部分由坐骨神经支配，只有前内侧小部分由股神经延续的隐神经支配。因此，在髋部手术时，麻醉需阻滞除髂腹下神经和髂腹股沟神经以外的全部腰神经丛，最简便的方法是腰大肌间隙腰神经丛阻滞。在大腿手术时，需阻滞股外侧皮神经、股神经、闭孔神经及坐骨神经，可行腰大肌间隙腰神经丛阻滞并联合坐骨神经阻滞。膝部手术时，可采用腹股沟血管旁腰丛阻滞或股神经及坐骨神经联合阻滞，可提供有效的麻醉，以满足膝关节镜手术的需要。但在开放性膝关节手术时，最好选用腰丛和坐骨神经联合阻滞。

膝远端手术需阻滞坐骨神经及股神经的分支隐神经。单纯足部手术可采用踝关节处阻滞或坐骨神经阻滞。

（一）腰大肌间隙腰神经丛阻滞

$L_1 \sim L_4$ 神经根自相应的椎间孔穿出后，其前支合并构成腰丛。腰丛三根主要分支股神经、闭孔神经及股外侧皮神经都包裹在腰大肌后内方的筋膜间隙中，即腰大肌间隙，其内侧为脊柱腰段，后方为腰方肌，前方为腰大肌，腰大肌间隙阻滞即是将局麻药液注入该间隙内，以达到阻滞腰丛的目的。

腰大肌间隙腰丛阻滞定位：操作时患者侧卧，腰部弯曲，患侧在上。以 L_4 的棘突沿中轴向腰部方向绘一条长 3cm 的直线，从该直线末端向阻滞患侧绘一条长 5cm 的垂直线，该垂直线的外侧即为腰丛阻滞穿刺点，通常是位于髂嵴的内侧缘。操作步骤：经皮丘垂直进针直达 L_4 横突，然后将穿刺针向尾部倾斜，并滑过 L_4 横突上缘，再前进 0.5cm，待有明显脱空感后，表明穿刺针已进入腰大肌间隙，回抽无血液，即可注入局麻药。该法有可能发生硬膜外阻滞的危险，因此，腰丛阻滞要给予试验量，全量需分次注入，并加强观察。

（二）腹股沟血管旁腰丛阻滞（三合一神经联合阻滞）

该法是经前方进入腰大肌间隙，指阻滞股神经、闭孔神经及股外侧皮神经的三种阻滞一次完成。腰丛是被"夹在"腰大肌、腰方肌和髂肌之间，周围被这些肌肉的筋膜所包裹，随股神经下行，延伸到腹股沟韧带以下，所以在腹股沟韧带水平注入一定容量的局麻药可以阻滞腰丛。腹股沟血管旁腰丛阻滞成功的关键是将局麻药注射到髂筋膜下方，因为当股神经在腰大肌和髂肌之间下降至大腿前侧，它被前面的髂肌膜所束缚，故在髂肌膜腔隙内注入一定量的局麻药后，可向腰肌方向扩散。由于股神经和股外侧皮神经距离较近，股外侧皮神经和闭孔神经的神经根均在筋膜下，所以它们同时被上述部位注射的局麻药阻滞。

腹股沟血管旁腰丛阻滞定位：患者平卧，在腹股沟韧带下方扪摸股动脉搏动，用手指将股动脉推向内侧，在其外缘1cm做皮丘。操作步骤：经皮丘以45°角向头端刺入推进，通常有两次突破感，第一次突破感表明穿刺针已穿过阔筋膜，第二次突破感表明穿刺针已经到达髂筋膜下，此时大多数能够刺激股神经出现异感，或应用神经刺激器诱发出股四头肌颤搐反应。回抽无血液，可注入局麻药，同时在穿刺点远端加压，促使局麻药向腰丛近端扩散。

（三）坐骨神经阻滞（后侧入路）

坐骨神经发自骶丛，由 $L_4 \sim L_5$ 和 $S_1 \sim S_3$ 神经根前支组成，这些相互融合的神经根从梨状肌下缘的坐骨大孔出骨盆，然后经股骨大转子和坐骨结节之间进入下肢的后面，在臀大肌下缘处，坐骨神经走行位置表浅，在沿大腿后面走行一直到腘窝部位，并分为胫神经和腓总神经。

坐骨神经阻滞（后侧入路）定位：患者侧卧，阻滞侧在上，屈髋屈膝位，非阻滞侧下肢伸直，将骶髂关节、股骨大转子及骶裂孔三点做标记，由大转子至髂后上嵴作一连线，连线中点作一垂直线，垂直线与股骨大转子与骶裂孔连线的交点作为坐骨神经穿刺点。操作步骤：取 8 ~ 10cm 长 22G 的穿刺针经穿刺点垂直进针直至出现异感，若无异感而触到骨质（髂骨后壁），针可略偏向内侧再穿刺，直到滑过骨质而抵达坐骨神经切迹，出现异感后退针数毫米，回抽无血液，可注入局麻药。

穿刺点确定后可采用神经刺激器电流定于 1 ~ 2mA、频率 2Hz 与穿刺针相连，通过电流刺激引起相应肌群产生有节律的收缩后（腰丛和股神经以股四头肌颤搐为准，坐骨神经以腘肌或腓肠肌收缩、足屈或趾屈为准），逐渐降低刺激电流强度到 0.3 ~ 0.5mA，如仍有肌肉收缩时，说明针尖已相当靠近目标的神经，此时已达注药点，回抽无血液及脑脊液后即可注射局麻药。此时不仅阻滞成功率提高，而且药物弥散过程明显缩短。神经阻滞成功的关键在于周围神经定位的准确性，神经刺激器仅仅是神经定位的辅助工具，因此，麻醉医生仍需要有神经阻滞熟练的解剖和神经阻滞操作的技术。另外，采用神经刺激器定位外周神经阻滞技术时，由于电流刺激引起相应肌群收缩会给患者带来不适，麻醉实施前可给予适量镇静药以提供一定程度的镇静，同时还须加强生命指征的监测。

（四）踝部神经阻滞

支配下肢的主干神经共发出 5 个终末分支，即胫神经、腓肠神经、腓浅神经、隐神经和腓深神经，单纯足部手术可在踝关节处对这些神经分别实施阻滞。操作步骤：先在内踝后一横指处进针，做扇形封闭以阻滞胫后神经，在外踝平面紧靠跟腱进针，并向外踝方向推进，做扇形封闭以阻滞腓肠神经，在胫距关节平面附近的伸姆肌内侧缘进针，便可阻滞胫前神经，并用不含肾上腺素的局麻药注射于两踝关节之间的皮下并扇形浸润至骨膜，以阻滞许多细小的感觉神经，踝部阻滞可适用于足部手术。

（五）趾神经阻滞

趾神经阻滞可在跖骨水平或趾骨根部实施，仅适用于单趾或两趾手术。局麻药液中不应加用肾上腺素，而且药液容量不宜过大，以免影响足趾的血液供应而导致组织坏死。

三、脊柱手术麻醉选择

常取俯卧位、侧卧位及头低位。腰间盘摘除术、腰椎管狭窄减压术等可采用硬膜外阻滞，上述手术实行时还同时行椎弓根内固定及植骨术，目前我们多应用气管内全身麻醉。如脊柱结核病灶清除及减压手术、椎体肿瘤切除术、脊柱侧弯矫正术，或手术复杂、创面大、出血多、手术时间长，或破坏性手术，更须要选用气管内全身麻醉，不仅易于保持呼吸道通畅，维持呼吸功能，而且有利于麻醉维持及管理。对于气管插管困难者，可采取清醒插管法，或借助纤维光导喉镜引导插管。气管内全身麻醉时，最好选用带金属的气管内插管，可防止因体位改变引起气管导管的扭折，还要注意气管内插管的脱出或滑入，在体位改变后应再次检查导管位置，确保呼吸道通畅。

四、喉罩在骨科手术麻醉的应用

喉罩通常分为普通喉罩、插管喉罩和双管喉罩。其优点是：①困难气道中很重要的一个处理手段，尤其对面罩通气困难的患者是首选的紧急而有效的通气方法。喉罩置入，不需要使用喉镜显露声门，操作简便。如果喉罩通气成功，可以直接在喉罩通气下进行短时间手术。②喉罩不需要插入气管内，避免了对气管刺激所造成的一系列并发症，如常规气管插管和拔管时血压、心率剧烈波动，喉头水肿，术后声嘶等。

由于骨科四肢手术等对肌肉松弛度要求不高，麻醉深度比较恒定，越来越多的临床经验证明喉罩通气在骨科手术麻醉的优越性。

现已推广使用的 Proseal 型喉罩（双管喉罩），相对于其他类型喉罩具有以下特点：①有两个充气囊，密闭性更好；②增加引流管，帮助插入胃管。用于正压通气时更为有效和安全，减少胃胀、反流和误吸的发生率。

但是，在临床上气道梗阻和漏气仍然是喉罩在全身麻醉中无法完全避免的问题。这与气道压力过高、分泌物多、患者出现吞咽动作和喉罩移位等因素有关。一旦发生气道梗阻或漏气，可以在吸出分泌物和加深麻醉后调整喉罩位置等对症处理，或重新置入喉罩。如果喉罩选择不合适或特殊原因，不能保证安全通气，需要考虑改行气管内插管或其他气道通气方式。

下列情况应视为喉罩使用禁忌：①有呕吐反流误吸高度危险的患者，如饱胃、腹内压过高、肥胖、肠梗阻等；②多处或大的创伤、急性胸腹部外伤；③咽喉部存在感染或肺顺应性降低的患者；④呼吸道活动性出血的患者，肺部合并严重疾患者。

此外，喉罩一般用于 2～3 小时的手术，喉罩长时间压迫咽部，可能造成咽部黏膜损伤。

总之，喉罩是一种安全有效的气道维持方法，是气管内插管的补充。在临床麻醉的应用中既可作为独立的麻醉方式，也可复合其他麻醉，如外周神经阻滞、椎管内阻滞等，提高麻醉成功率，提供良好的手术环境，也有效避免了全麻气管插管对机体的不良影响，同时解除了辅助镇痛、镇静药物呼吸抑制的顾虑，并能提供更好的肌松效果。

第四节　骨科几种特殊手术的麻醉

一、全髋关节置换术的麻醉

全髋关节置换术（THR），即切除构成髋关节的两个组成部分，用人工全髋关节、人工股骨头和人工髋臼来替代。主要适用于：①髋关节骨关节炎；②类风湿髋关节强直；③强直性脊柱炎；④因创伤或长期服用激素后引起的股骨头无菌性坏死等。经全髋关节置换后，大多数患者可达到减轻疼痛和改善关节活动的目的。

髋关节骨关节炎多为老年患者，常合并心血管疾患，如高血压、冠心病等，必要的术前检查及准备是麻醉、手术成功的前提。因长期服用激素致股骨头无菌性坏死者，术前要了解肾上腺皮质功能情况，围手术期内应给予激素，以免发生急性肾上腺皮质功能不全。对类风湿髋关节强直患者，须了解腰椎活动情况，是否有强直性脊椎炎，其可增加硬膜外麻醉穿刺的困难，类风湿关节炎患者可导致寰枢椎的不稳定，当颈部弯曲时可能引起半脱位，导致脊髓受压。因此，在麻醉处理上必须避免颈部弯曲，并保持颈部稳定；当下颌关节受影响可导致下颌活动受限，张口度减少，都给气管内插管带来一定难度。强直性脊柱炎的患者由于骨附着处韧带骨化，椎骨往往已融合，最终导致整个脊柱僵硬，施行椎管内麻醉很困难。强直性脊柱炎的患者少数有寰枢椎的不稳定或半脱位，当颈部弯曲时可能引起或加重半脱位，头颈部不能活动、下颌关节受累致患者张口困难者，都给气管内插管带来相当的难度。上述术前长期卧床的患者，有可能存在深静脉血栓，术中应注意有发生肺栓塞的危险。

全髋关节置换术的麻醉目前国内仍以椎管内神经阻滞为首选，以 $L_2 \sim L_3$ 或 $L_3 \sim L_4$ 间隙穿刺。向头侧置管，阻滞平面控制在 $T_{10} \sim S_5$。对老年患者局麻药应小剂量，分次注射，以免因阻滞范围广导致严重低血压。类风湿关节炎、强直性脊柱炎等患者因脊柱病变无法施行硬膜外穿刺者，以及肺功能差的患者，可选用气管内全身麻醉。术前应了解患者颈部活动及张口情况，无异常情况者可用静脉快速诱导气管内插管，对颈部活动受限或张口困难者，应采用表面麻醉，在保持患者清醒的情况下经鼻插管或借助纤维支气管镜行气管内插管。

全髋关节置换术对组织的创伤大，当手术截除股骨头头颈部，扩大股骨髓腔和整复髋臼时，出血较多，患者对失血和麻醉的耐受能力差，应及时补充失血量，维持有效血容量。

全髋关节置换术时为加强人工关节的稳定性，增加髋关节的负重力和促进患者术后早期活动，在人工假体置入前，常先将骨黏合剂填入骨髓腔内。临床发现当骨黏合剂充填并将人工假体置入髓腔后，约有5%的患者血压下降，尤其对原有存在血容量不足或高血压的患者，血压降低则更明显，甚至心跳停止，须提高警惕，采取预防措施。麻醉期间应常规监测心电图、血压、心率及 SpO_2 的变化，填塞骨黏合剂前血压要调整到正常安全范围，应用骨黏合剂后引起的低血压要及时使用缩血管药物及补充血容量，常规吸氧；追加硬膜外药物至少应在填塞骨黏合剂前30分钟，尽量避免硬膜外给药引起血压下降与骨黏合剂的副作用相重叠；另外，由于在手术中截除的骨面使一些静脉窦开放，以往在骨水泥充填髓腔时，是从髓腔断端由上向下封闭性充填，此时髓腔内处于密封状态，使髓腔内压急剧上升，可使气体、脂肪或髓腔内颗粒等被挤入静脉而抵达肺循环，引起肺栓塞。目前应用骨水泥枪高压冲洗，是从底层向上开放性去除碎屑，且骨水泥是从底层向上开始分层填满髓腔，由于髓腔是处于开放状态，这使髓腔内脂肪、空气、微栓子及骨髓颗粒，从髓内底层向上逸出，以减少肺栓塞的发病率。

二、髋部骨折手术的麻醉

老年人骨骼有机成分减少，无机成分增加，骨弹性及抗外力作用减弱；另外，老年人肌肉均有不同程度的萎缩，使对骨骼保护作用降低，再加上内分泌功能紊乱或某些慢性疾患使患者骨质疏松，轻微外力即可造成骨折。多数患者须复位内固定手术治疗，因为骨折时股骨头颈血运被破坏，骨折不易愈合。据统计，骨折不易愈合占15%～25%，股骨头缺血性坏死占25%～40%。

髋部骨折包括囊内骨折（股骨头、股骨颈骨折）和囊外骨折（股骨颈基底部、粗隆间和粗隆下骨折），为老年人常见病。60岁以上者约占58%，多数需复位内固定手术治疗，骨折愈合率可达70%～80%，骨折复位内固定后有利于早期活动，避免长期卧床引起肺部感染、褥疮、血栓形成等并发症。部分股骨颈骨折闭合复位现多采用在C臂机透视下行空心钉内固定术，但手术过程中需要反复透视，以确定空心钉内固定位置，要注意自我防护的意识。另外，手术时间有时难以估计，患者常卧于专用骨科手术台上进行，且患肢常需做牵引，术中需要良好的肌肉松弛。

目前多数采用连续硬膜外阻滞，或腰麻－硬膜外联合阻滞，也有的应用全身麻醉。有研究表明，在硬膜外阻滞下能改善患者下肢血流，阻断因创伤引起的应激反应而改善血液高凝状态，术后并发深静脉血栓的发生率明显低于全麻。由于老年人循环系统的代偿调节能力较差，因创伤引起的血肿、局部水肿及入量不足，常是导致术前低血容量的主要原因，因此，麻醉平面应控制在 T_{10} 以下，防止平面过高出现低血压。年龄越大，

局麻药用量需相应减少，有时仅用 5 ~ 6mL 局麻药即可获得良好的麻醉效果。在硬膜外阻滞前开放静脉，适当补充血容量，保证安全；术中保持气道通畅，并常规面罩吸氧，有助于维持较高的动脉血氧饱和度，避免发生低氧血症。

三、全膝关节置换术的麻醉

膝关节是下肢的主要关节，其结构功能是人体关节中最复杂的。膝关节由股骨髁、胫骨平台、髌骨及其周围滑膜、关节囊、韧带、半月板和肌肉等组织共同构成。

全膝关节置换术（TKR）主要用于严重的膝关节疼痛、不稳、畸形、日常活动严重障碍，经过保守治疗无效或效果不显著的患者，包括：①膝关节各种炎症性关节炎，如类风湿关节炎、骨关节炎、血友病关节炎等；②少数创伤性关节炎；③少数老年人的髌骨关节炎；④静息的感染性关节炎（包括结核）。全膝关节置换术的目的是解除疼痛，恢复膝关节的运动功能和稳定性，纠正畸形。

全膝关节置换术多选用腰麻－硬膜外联合阻滞或连续硬膜外阻滞，也有应用下肢外周神经联合阻滞。

膝关节炎多为双侧病变，如行一次性双侧膝关节置换术，手术用时较长，出血较多，需要加强围手术期监测。当胫骨和股骨腔内置入骨黏合剂时，急性血流动力学改变并不常见，然而大范围扩髓后嵌入长干的股骨假体时仍可发生。小幅度的扩髓可以减少栓塞的发生率。

全膝关节置换术中因使用止血带而出血相对较少，但在伤口缝合包扎完毕后放松止血带时，可引致突然出血，术后引流量可达 500 ~ 1000mL，因此术后最初几小时低血压较为常见，术后应注意血容量的补充。目前我们在手术缝合创口前在切口内放入引流管，连接美国 Stryker 公司的 CBC Ⅱ 自体血液回输器，回输器为一封闭式血液回收系统（以真空方式收集血液），包括引流管、排液管、带滤过器的储血罐、800mL 血袋，用于在术后采集过滤自体血。当放松止血带后，开始收集术后切口内的引流血液，经引流管流入储血罐，然后按压储血罐上操作按钮将采集的血液经一层滤膜除去大颗粒物质，如骨、骨水泥碎屑、脂肪颗粒后，流入储血袋内，直接回输给患者。术后引流血袋可在常温下

搁置，须降温。在回收术后引流血时一定要加强无菌操作，严防引流期间血液被污染，且随着放置时间延长，其有效成分如纤维蛋白原、血小板等凝血因子大量消耗，所以必须严格掌握血液回输的时间，一般仅回输术后 6 小时内的引流血。此法简单、安全，能够减少术后异体输血量，减少输异体血的并发症，促进患者早日康复。

全膝关节置换术患者与全髋关节置换术的患者相比，前者疼痛更加明显。全膝关节置换术后的疼痛在本质上是一种急性伤害感受性疼痛。疼痛的产生一方面是由于手术对骨和软组织的损伤及假体植入，另一方面是由于术后早期功能锻炼所致。手术创伤导致周围性痛觉过敏和中枢致敏，从而改变神经系统的应答，使术后痛觉过敏，致使损伤组织和周围未损伤组织部位的痛阈降低，影响到术后早期功能康复锻炼，进而影响到患者手术后的满意程度。因此，术后提供良好的镇痛，使患者能最大限度地活动肢体，促进早期物理康复，预防术后关节粘连，大大改善了患者膝关节术后功能康复效果。

目前较为流行的全膝关节置换术后镇痛概念，主要有超前镇痛和多模式镇痛。超前镇痛是指在脊髓发生疼痛传递之前，应用各种镇痛方法阻止或减轻手术过程中中枢神经的致敏作用以及感受伤害的传入，降低中枢神经系统的痛觉敏化；多模式镇痛即采用不同镇痛药物或镇痛方法的相加或协同，以期达到充分的镇痛效果。全膝关节置换术围手术期传统的多模式镇痛手段有口服或静脉注射阿片药物、患者自控静脉镇痛或自控硬膜外镇痛、单次或连续股神经阻滞。近年来，随着镇痛方法的不断改进，新的多模式镇痛方法和给药途径不断涌现，这些方法包括患者自控硬膜外镇痛联合单次或连续股神经阻滞、智能注射泵系统、一些非侵入途径如盐酸芬太尼透皮电刺激及患者自控经鼻给药等。

全膝关节置换术后镇痛的总体发展趋势是将不同给药途径的药物联合应用，或联合应用多种镇痛方式。其目的是在全膝关节置换术围手术期达到全程镇痛、改善静息痛的同时最大限度改善运动疼痛、减少深静脉血栓的发生，预防外周和中枢的敏化及有效预防术后慢性疼痛的发生。

四、脊柱侧凸畸形矫正术的麻醉

正常情况下，无论从身体的前面看还是后面看，脊柱无侧向弯曲。应用 Cobb 法测量站立正位 X 线片的脊柱侧方弯曲，Cobb 角为头侧端椎上缘垂线与尾侧端椎下缘垂线的交角，当 Cobb 角 > 10° 即可诊断为脊柱侧凸。

脊柱侧凸畸形分为结构性和非结构性两种。非结构性侧凸是脊柱及其支持组织无内在病变，在病因治疗后能自然恢复及纠正。结构性侧凸又分特发性脊柱侧凸或后天性脊柱侧凸，临床常见的是特发性脊柱侧凸，占整个脊柱侧凸的 80%。原因不明，可能与遗传家族因素有关，多见于青春期的女性，通常为右侧凸，包括第 7 ~ 10 椎体旋转，超过 40° 的侧凸，即为严重侧凸，往往伴随生理功能紊乱，如 > 45° 的患者一般需手术治疗。根据年龄又分婴儿型（0 ~ 3 岁）、幼儿型（3 ~ 10 岁）、青少年型（10 岁以后）。

手术目的是利用矫正杠撑开矫正侧凸，防止侧凸继续发展和纠正部分畸形，预防心肺功能进一步恶化。

结构性侧凸常伴有旋转结构固定的侧方弯曲，引起肋骨扭曲和胸廓畸形，患者常因脊柱弯形，使胸廓、肺发育及活动受限，胸、肺顺应性降低，大部分表现为限制性通气功能障碍，减少最多的是肺活量、肺总量和功能残气量，呼吸系统容量和顺应性的变化与侧凸的角度成正比。经常呼吸道感染及不能耐受长时间活动的患者，提示心肺功能明显减退，术中及术后发生呼吸衰竭的机会增加。因此，术前应进行肺功能测定及血气分析，以评价患者的肺功能状态，这对判断其能否耐受手术和预后有重要意义。对可疑有心功能异常患者除术前进行心电图检查外，还应做超声心动图检查等，有助于对心功能的进一步评价。一般认为脊柱侧凸程度越重对心肺功能影响越大，预后也越差。

手术常采用俯卧位，麻醉最好选用气管内全身麻醉，有利于气道通畅及气体交换，可选用快速诱导，最好采用带金属的气管内插管，可防止因体位改变引起气管导管的扭折，插管后要妥善固定好气管导管，以防术中导管脱落。麻醉维持应用各种麻醉药的组合方式，因术中需施行唤醒试验，麻醉不宜维持太深，一般可用七氟烷－氧化亚氮－氧复合麻醉性镇痛药和肌松药维持麻醉，一般认为以挥发性吸入麻醉药为佳，因为使用吸入麻醉时麻醉深度容易控制，有利于术中唤醒试验。若因手术创伤大、切口长、范围广、失血多，必须及时补充血容量。目前我们在手术期间应用血液回收机将术中流出的血液回收，经过离心、洗涤、浓缩，再将红细胞回输给患者，回收的红细胞中血小板和血浆含量较低。

Mack 首次报道应用电视辅助进行胸腔手术技术（VATS）行脊柱疾患及损伤治疗。近年来，随着胸腔镜器械的不断更新和操作的逐渐熟练，一些学者开始尝试在胸腔镜下行胸椎侧凸畸形的矫正、植骨融合和内固定术，取得较理想的效果。施行微创手术时，如经腹腔镜下行脊柱手术多采用垂头仰卧位，经胸腔镜手术时则采用侧卧位及术侧肺的塌陷，故麻醉诱导时，应插予双腔气管导管，术中行单肺通气，其目的是扩大手术野便于手术操作，保持呼吸道畅通，维持良好通气。

术中麻醉管理要点：

（一）脊柱侧凸畸形矫正术

脊柱侧凸畸形矫正术的主要危险是脊髓受损，轻者留下神经并发症，严重者可造成截瘫，其原因是由于术中脊柱位置的改变或牵引过度，或因直接压迫脊髓，使脊髓供血障碍而导致脊髓功能的受损。因此，手术期间为避免因手术操作对脊髓的损伤，术中应对脊髓功能进行监测，目前国内常用有两种方法，即皮质体感诱发电位（CSEP）和术中唤醒试验。前者虽然比较敏感，但要求特殊的设备且影响因素较多。目前我们应用CSEP，术中由专业人员进行监护工作，使手术后医源性截瘫发生率显著降低，较唤醒试验更科学、更有价值。此外，CSEP 监测操作简单，重复性强，结果可靠，无创伤，不干扰手术。术中应用 CSEP 时刺激电极常置于胫后神经，记录电极可置于头皮，通常以第一个向下的波峰称为第一阳性波，用 P 表示；第一个向上的波峰称为阴性波，用 N 表示。应用皮质体感诱发电位监测脊髓功能，需在手术前对脊髓导出标准电位，再将手术过程中所测的电位与其进行比较。根据振幅（以 μV 为单位）和潜伏期（用 ms 表示）的变化来判断脊髓的功能，振幅反映脊髓电位的强度，潜伏期反映传导速度，二者结合起来可作为判断脊髓功能的重要测量标志。术中 CSEP 若完全消失，则脊髓完全性损伤的可能性极大；若可记录到异常 CSEP，则提示脊髓上传的神经纤维功能尚存在或部分存在，并可依据潜伏期延长多少及波幅下降的幅度判断脊髓受损伤的严重程度。手术中牵拉脊髓后，若潜伏期大于 12.5ms 或波幅低于正常值的 1/2，10 分钟后仍未恢复至术前水平，则术后可能加重原有的损伤。目前 CSEP 已成为诊断脊髓损伤和评价脊髓功能的重要手段。常用吸入麻醉药物对皮质体感诱发电位的影响通常与麻醉药剂量有关，因此，临床上常应用低浓度吸入麻醉剂以及连续输注阿片类药物以获得满意的麻醉，肌肉松弛剂对皮质体感诱发电位无影响。

术中唤醒试验在临床应用也较广泛，为了掌握好唤醒试验时机，麻醉医师应对手术全过程有较详细的了解并与施术者保持密切联系，在唤醒前 30 分钟施术者通知麻醉医生进行唤前准备，主要包括逐步减浅麻醉，恢复神经肌肉传导功能，直到患者能应答并活动其足部；在哈灵顿棒安放好后，让患者活动双足双趾，唤醒试验成功后，立即静脉注射麻醉药以加深麻醉，继续进行手术。唤醒试验不宜用各种拮抗或催醒药，以免患者突然清醒而发生躁动。为使唤醒试验成功，在术前访视患者时要做好解释工作，并进行唤醒试验训练，以争取患者充分主动合作。在麻醉期间进行麻醉深度监测，如脑电功率谱双频指数监测等，通过这些监测，根据手术的进程，适时调整用药，能更精确地控制唤醒患者。

（2）脊柱矫形手术安装完螺钉和固定棒，在实施固定棒加压的时候，最容易因拉伸脊髓造成急性脊髓损伤甚至"脊髓休克"。不论是完全性还是不完全脊髓损伤，在急性期均可发生"脊髓休克"现象，临床表现为损伤节段以下交感张力丧失、血管张力降低、前负荷减小，导致严重的低血压，高位颈脊髓损伤时交感神经系统处于瘫痪状态，迷走神经处于优势状态，还可出现心动过缓。

（3）预防空气栓塞的发生：多节段俯卧位腰椎内固定手术具有静脉气栓发生的高危性，因手术野与右心房存在 5cmH$_2$O 的压力梯度。脊柱后凸、腹部压力减低、机械通气潮气量过大、控制性低血压、大量出血均是气栓形成的危险因素，空气最可能从开放的硬膜外静脉、椎旁静脉和去皮质的静脉窦进入血液。如果怀疑空气栓塞，应立即在手术野灌注盐水，防止空气继续进入血液内；提高中心静脉压以减小开放的静脉与右心室之间的压力梯度；也可通过中心静脉导管排除空气或直接进行心内吸引排出空气；出现循环骤停时应立即进行心肺复苏。

（4）术毕应保持患者安静，减少躁动，避免内固定松动移位。术后有中至重度疼痛，多数需要镇痛3～4天。

（5）肠系膜上动脉综合征：由于矫正脊柱侧凸畸形后脊柱前方的肠系膜上动脉被拉紧受压所致，表现为术后腹胀、恶心、呕吐等，严重者可出现肠梗阻症状，应严密观察及进行必要的处理。

（6）注意防止眼及其他部位软组织受压，术后失明是脊柱手术的一种罕见严重并发症。角膜擦伤是最常见的眼睛损伤。

五、脊髓损伤患者的麻醉

脊髓损伤多由脊柱骨折、脱位所致。最常见的原因是交通事故，其次是运动及坠落伤，还有暴力损伤或畸形所致。常发生在颈中段和胸腹段的部位，以16～30岁男性多见。根据损伤情况有的取保守治疗，有的需行骨折复位手术以解除脊髓受压，恢复脊髓功能和保持脊柱的稳定。

（一）脊髓损伤的病理

脊髓损伤的病理生理变化是一个动态过程，临床上可分为急性和慢性两种。

1.急性期

此期称"脊髓休克期"或"脊髓震荡期"。损伤后数小时，受损的组织常由于水肿、缺血及脊髓受压使损伤范围进行性扩大，致脊髓功能受到严重抑制，患者呈现弛缓性瘫痪，损伤平面以下的感觉、运动及脊髓反射完全丧失，同时伴有大小便潴留、血压下降、心动过缓及心电图异常。这是脊髓神经细胞遭受强烈震荡后的一过性功能障碍，一般持续1～3周。假如不伴脊髓实质性损伤，有时脊髓休克期的恢复也较快；如果合并脊髓实质性损伤，则于脊髓休克期可能出现各种不同的严重征象。若系颈髓损伤，患者可出现四肢瘫痪，肋间肌麻痹，有效通气量常显不足，呼吸困难，氧耗剧增，呼吸道防御反射和消除呼吸道分泌物的能力消失，患者极易缺氧。吸入性肺炎及ARDS等严重并发症是颈髓损伤休克期的主要死亡原因。如系下胸腰段脊髓或圆锥、尾部损伤，可出现下肢弛缓性麻痹，节段性感觉、运动消失，尿失禁，有时下肢可出现放射性疼痛。

2.慢性期

损伤后数周（一般认为3个月后）即进入慢性期，脊髓反射逐渐恢复，主要表现为骨骼肌不随意痉挛，腱反射亢进，交感神经系统异常兴奋，出现损伤平面以下的脊神经根性疼痛或幻觉痛，肺泡通气量不足，自主神经反射亢进。

自主神经反射亢进是慢性脊髓损伤的一种综合征，特征是严重的阵发性高血压伴心动过缓、室性早搏和不同程度的传导阻滞。触发这种不良反射部位有皮肤本体感受器和内脏（如扩张膀胱或直肠），该综合征的发生率与脊髓损伤平面有关，一般认为损伤平面在 T6 以上者，85% 的患者可因截瘫平面以下的皮肤和内脏受到刺激时，尤其是膀胱和直肠膨胀、外伤或手术疼痛刺激而出现无法控制的自主神经反射亢进。表现为截瘫平面以上血管扩张，截瘫平面以下的血管出现广泛性持续收缩，从而出现高血压、心律失常、短暂性意识消失或癫痫；颈动脉窦受高血压的刺激，可引起心动过缓。阵发性高血压可能引起视网膜出血、脑及蛛网膜下隙出血等。

（二）急性脊髓损伤的麻醉处理

脊柱骨折行切开复位减压手术时，由于多采用俯卧位，呼吸功能易受累、呼吸道易发生梗阻、手术时间较长、创伤较大，而且患者胃排空延迟，易发生反流误吸，故一般首选气管内全身麻醉，术前应适当扩容，避免诱导时的低血压。预先给予阿托品，尤其对术前静息心率低于 60 次 / 分，增高交感张力，防止心动过缓。对非颈部损伤的患者可采用快速诱导插管，其药物可酌情选用芬太尼、舒芬太尼、依托咪酯及咪达唑仑等。由于血容量减少与肌肉废退造成组织减少，静脉麻醉药的分布容积减少，因此静脉诱导时患者敏感性增高，而且急性脊髓损伤的患者大多数很快进入低血压期，并且维持时间较长，可能是由于颈胸段脊髓损伤后造成高级中枢对心脏交感支配抑制的后果，其次是部分患者合并创伤性失血以及脱水利尿药物应用等造成血容量减少。因此，在诱导或加深麻醉时特别要警惕由此而引起的严重低血压，故用药剂量应根据病情适当减小，给药速度也应减慢，以防循环系统过度抑制。在患者颈椎不稳定的情况下，头颈部活动往往会加重脊髓的损伤，气管内插管时以采用表面麻醉，在自然头位下应用视频喉镜、纤维喉镜或带光源的经口、鼻插管最为理想，避免静脉快速诱导和气管插管时头部过度后仰位，加重脊髓损伤。麻醉维持常用吸入麻醉药，也可采用静脉麻醉药物等。

急性脊髓损伤患者均应视为饱胃患者，防止呕吐及误吸；正常胃排空时间是 4 ～ 6 小时，由于创伤疼痛、休克，高位脊髓损伤时胃肠功能失调都可使胃排空延长。如饱食后 1 ～ 2 小时受伤，即使创伤并不严重，8 ～ 10 小时后仍有胃内容物滞留；若饱食后 15 分钟受伤，则胃排空时间可延迟至 12 小时，由此可见进食至受伤的时间较进食至麻醉开始时间更为重要。

脊髓损伤后，由于肌纤维失去神经支配致使接头外肌膜胆碱能受体增加，这些异常受体遍布肌膜表面，产生对去极化肌松药物的超敏感现象，当注入琥珀胆碱后会产生肌肉同步去极化，大量的细胞内钾转移到细胞外，从而大量的钾进入血液循环，产生严重的高血钾，甚至心跳骤停。所以，急性脊髓损伤后的患者应避免使用琥珀胆碱，可改选应用非去极化肌松药为好。麻醉期间应保持呼吸道通畅，维持有效通气量，预防或纠正低氧血症，麻醉中保持正常的 $PaCO_2$，过度通气可引起低碳酸血症，进而会减少脊髓血流，进一步影响脊髓功能。手术创伤大，失血往往较多，所以入手术室后建立较通畅静脉通路，行颈内 / 锁骨下静脉穿刺置管，既可保证及时补充血容量，避免发生低血压，又可监测中心静脉压。为了减少诱导后低血压，可先适当补充液体。高位截瘫患者心血管代偿能力减弱，单纯以补充液体治疗脊髓休克时，由于心血管系统没有能力对液体负荷做出代偿性反应，势必会导致肺水肿。同样，这类患者对失血的耐受力低，骤然变化体位也可能导致低血压。因此，对自主神经稳定性差的高位截瘫患者，手术过程中应及时合理地使用直接作用于血管的收缩药扩张药和正/负性心脏频率药物。C_4 节段以上高位脊髓损伤患者，术后往往需要采用机械通气方式来支持一段时间，维持正常呼吸功能。

（三）慢性脊髓损伤的麻醉处理

脊髓损伤 3 个月以后通常进入慢性期，除自主反射亢进外，主要的并发症有尿路感染、深静脉血栓、肺栓塞、胃肠出血、电解质紊乱、骨质疏松及褥疮溃疡等，术前应注意相关变化，术中应及时处理。

麻醉期间除防止心肺功能恶化和加强术中监测以外，应重视慢性期出现的自主神经反射亢进。治疗包括消除刺激、控制血压和纠正心律失常等。术中加深麻醉能有效地控制其发生，同时找出原因并去除后，血压很快恢复正常。若不能恢复，可给予硝苯地平10mg 或酚妥拉明 2～10mg，必要时也可采用静脉滴注硝普钠或静脉注射乌拉地尔（压宁定）。伴有痉挛发作时，可给予可乐定。对于长期使用糖皮质激素的患者，在围手术期要适当补充皮质激素，以增高机体的应激能力。

慢性脊髓完全损伤的患者，可以引起相应节段的感觉和运动功能丧失，临床切勿无需麻醉行损伤平面以下的手术，虽无疼痛，但部分患者术中有明显不适，如损伤平面以上的肢动、血流动力参数的波动、躁动及情绪改变等。说明脊髓损伤患者在无麻醉情况下行损伤平面以下手术时存在明显的应激反应。如果得不到充分认识和正确处理，可产生高血压危象，引起惊厥、心肌缺血和脑出血。尽管手术范围内没有感觉和运动功能，若要避免不良自主神经反射的发生，就必须对脊髓完全损伤的患者实施麻醉，阻滞触发感受器的功能，区域麻醉和全身麻醉同样有效。

六、骨肿瘤手术的麻醉

原发性骨骼与软骨组织肿瘤并不常见，但多种多样，可发生在人体任何部位，常常好发于下肢及骶骨；最为常见的大多是骨转移瘤，好发于肋骨、骨盆、脊椎以及下肢的长骨干。恶性骨肿瘤往往发展较快，患者多呈慢性消耗病容，一般情况差，常合并贫血、低血容量及低蛋白血症或因肿瘤液化及毒素吸收而出现厌食、体重减轻、发热及心率加快等中毒症状。术前应尽可能改善全身情况，为麻醉及手术创造良好条件。

脊柱、骶部、髋部及肩部等肿瘤，手术具有创伤大、时间长、出血多而迅猛的特点，一般均选用气管内全身麻醉。肢体远端肿瘤，可在硬膜外阻滞或腰麻 - 硬膜外联合阻滞下完成。

骨肿瘤手术突出的问题是控制失血或及时补充血容量，防止失血性休克。除术前应有足够血源的准备外，术中至少要开放两条静脉并确保通畅，其中应开放一条锁骨下静脉或颈内静脉，除可经此通路输血、输液外，还可监测中心静脉压，确保患者安全。由于外科手术的不断扩大，大量输血已成为保证患者手术成功的重要措施，但大量输血常带来心血管并发症、凝血异常、低温、枸橼酸中毒、高血钾及酸碱平衡紊乱等，给麻醉管理增加难度。术中应监测心电图、中心静脉压、有创动脉压及脉搏血氧饱和度等，并随时做血气分析，了解氧合及酸碱平衡情况。对于因大量输血出现的并发症，应从预防着手，并根据出现的问题，及时对症治疗。

第五节 骨科手术期间常见并发症

一、骨黏合剂引起并发症

（一）发生机制

全髋关节置换术时为加强人工关节前稳定性，增加髋关节的负重力和促进患者术后早期活动，在人工假体置入前常先将骨黏合剂填入骨髓腔内。骨黏合剂为高分子聚合物，由粉剂的聚甲基丙烯酸甲酯（PMMA）与液状的甲基丙烯酸甲酯单体（MMA）构成，在临用时将粉剂与液状单体相混合成面团状，置入骨髓腔及髋臼内，数分钟即能同化而起固定作用。单体成分复杂，给动物静脉注射单体时，可出现周围血管扩张、低血压和心动过速，剂量较大时可引起肺水肿和出血，甚至死亡。为了减少单体吸收量，在混合过程中必须充分搅拌。

（二）临床表现

在临床上应用骨黏合剂时，有部分患者在 1 ~ 2 分钟内出现一过性低血压，5 ~ 6 分钟可恢复。对原存在血容量不足或高血压的患者，血压降低则更为显著，须提高警惕。

（三）处理

根据笔者的体会，在麻醉期间应监测血压、心率、SPO_2 及心电图等，严格控制硬膜外阻滞范围；术中常规吸氧，在填塞骨黏合剂前应常规补充血容量，使血压调整到术前水平；另外硬膜外追加局麻药物，至少在填塞骨黏合剂前 30 分钟，尽量避免硬膜外给药引起血压下降与骨黏合剂的不良反应相重叠等，一般情况下较少发生低血压。若应用骨黏合剂或发生血压下降，要及时使用缩血管药物及补充血容量。由于临床使用的剂量仅为实验中毒量的 1/40 ~ 1/30，而置入骨髓腔与髋臼的面团状骨黏合剂，其中单体大部分聚合，只有小部分尚未完全聚合的单体可被吸收入血，因此临床使用仍然具有较高的安全性。

手术中截除的骨面使一些静脉窦开放，当骨水泥充填髓腔时，以往骨水泥是术者用手从髓腔断端由上向下封闭式充填，因此髓腔内处于封闭状态，使髓内压急剧上升，其压力可达 1900mmHg（253kPa），使得髓腔内脂肪、气体或髓腔颗粒被挤入静脉进入肺循环，引起肺栓塞。为了减少髓内压上升所致的并发症，目前临床上广泛采用骨水泥枪高压冲洗以去除碎屑，由于是开放式，从底层开始向上将骨水泥分层填满髓腔，这样易使髓腔内脂肪、气体或髓腔颗粒从髓内向外逸出，以减少肺栓塞的发生率。

二、高钾血症

（一）原因

烧伤、严重四肢创伤、神经肌肉疾患（尤其截瘫患者）等患者应用琥珀胆碱后有引起高血钾而导致严重心律失常，甚至心搏骤停的危险。笔者所在医院在 20 世纪 70 年代曾对一例截瘫患者进行硫喷妥钠及琥珀胆碱快速诱导气管插管时发生心搏骤停，经开胸心脏按压 2 分钟后心跳恢复，7 小时后患者清醒，12 小时拔除气管内插管，经抢救患者复苏成功。分析其原因，可能与琥珀胆碱应用有关。

（二）发生机制

琥珀胆碱是去极化肌松药。通常临床剂量的琥珀胆碱对一般患者只引起一过性、轻微血钾升高，一般为 0.5mmol/L 左右，无临床意义。截瘫患者应用琥珀胆碱后血钾升高的机制尚未明确，可能是由于肌肉失去神经支配后，肌细胞膜对离子的通透性发生变化，使整个细胞膜对琥珀胆碱的反应像运动终板的反应一样，导致对琥珀胆碱的敏感区域增大，注入琥珀胆碱后产生肌肉同步除极化，大量的细胞内钾离子逸出细胞外并进入血液循环，产生严重高钾血。

（三）处理

截瘫患者超过 24 小时后应避免使用琥珀胆碱，损伤后 2 ~ 3 周至 3 个月内为敏感期，危险性极大，损伤后 3 ~ 8 个月时使用，高血钾的危险性减少，但不能完全避免。临床可改用非去极化肌松药，如维库溴铵、潘库溴铵、罗库溴铵等药物。如截瘫患者不慎注入琥珀胆碱，心电图出现高血钾表现时，应给予葡萄糖和胰岛素，给予 10% 葡萄糖酸钙 5 ~ 10mL 以拮抗钾对细胞膜的影响。

三、脂肪栓塞综合征

脂肪栓塞是指骨折或严重创伤后肺实质内或外周循环中存在脂肪颗粒，可不伴有临床症状，是一种病理诊断。脂肪栓塞综合征是脂肪颗粒进入血液循环后阻塞血管腔而引起的一系列病理生理改变致低氧血症、神经系统病变和皮肤黏膜出血为主的一种综合征。

（一）临床表现

脂肪栓塞综合征好发于脂肪含量丰富的长管状骨折和严重创伤的患者，其发生率为 1% ~ 5%。据测量，一根成人股骨脂肪含量为 120 ~ 170g，足可导致肺血管系统机械性阻塞，严重减少肺灌注和气体交换。闭合性骨折明显多于开放性骨折，骨盆粉碎性骨折的发生率可高达 5% ~ 10%。脂肪栓塞综合征一般多发生于创伤后 12 ~ 72 小时，但在髋和膝的人工关节置换术中，也有发生脂肪栓塞综合征的可能，笔者曾在院外会诊 1 例，必须予以高度重视。主要临床表现如下：

1.呼吸异常

最为常见，有 85% 的患者出现呼吸过快、呼吸困难、心动过速，常伴有低氧血症，严重时最终发展为呼吸衰竭。

2.神经系统症状

起始症状为谵妄不安、嗜睡和意识模糊，甚至昏迷。如治疗及时大部分患者可完全恢复。

3.皮肤黏膜表现

有 50% ~ 60% 的患者在伤后 24 ~ 48 小时内出现，皮肤黏膜瘀点，常出现在腋部、胸部前外侧、颈前部、脐周、皮肤黏膜和口腔黏膜等处。

（二）临床诊断标准

20 世纪 70 年代 Gurd 和 Wilson 提出诊断标准。

1.主要标准

①呼吸急促 > 35 次 / 分，胸部 X 线片有双肺暴风雪状阴影；②皮肤有出血点；③非颅脑外伤性的脑部症状。

2.次要标准

①动脉血 PaO_2 < 60mmHg；②血红蛋白 < 100g/L。

3.参考标准

①心动过速 > 120 次 / 分；②高热 > 38℃；③血小板突然下降 < 150×10^9/L；④尿中有脂肪滴；⑤血沉快 > 70mm/h；⑥血清脂肪酶上升；⑦血中出现游离脂肪滴。

凡具备主要标准 2 项以上或主要标准 1 项及次要标准或参考标准 4 项以上即可确诊。如无主要标准，只有次要标准 1 项和参考标准 4 项以上者，可拟为隐性脂肪栓塞综合征。

（三）处理

脂肪栓塞综合征目前尚无特效治疗方法，主要根据其病理生理改变和临床表现，采取针对性或支持性治疗措施。包括吸氧、呼吸支持、早期应用糖皮质激素、高压氧治疗、维持循环功能、改善微循环、增强机体免疫力等综合措施。

四、肺血栓栓塞症

肺血栓栓塞症指来自静脉系统或右心的血栓阻塞肺动脉或其分支所致肺循环和呼吸功能障碍疾病，即通常所称的肺栓塞。肺血栓栓塞症与深静脉血栓形成实际上是一个疾病的两个方面，因为肺血栓栓塞症的血栓主要来源于深静脉血栓形成，因此，人们倾向将二者合称为静脉血栓栓塞症。对麻醉医师来说，对术中发生肺栓塞要有足够的警惕，肺栓塞发病极其凶险，患者死亡率高，而且容易与其他原因引起的心跳停止相混淆。

（一）原因

导致静脉血栓形成的因素是：①静脉血流缓慢淤滞；②高凝状态；③血管内皮损伤。骨盆与下肢骨折患者，骨科大手术后患者常需卧床休息，因肌肉活动减少，降低了对静脉血液驱动力，导致血液运动减慢淤滞，促进血管内凝血，激活凝血系统而触发血栓形成；其次是下肢骨折和骨科大手术通常可造成静脉壁损伤，使患者更容易形成血栓；高龄、肥胖、糖尿病、肿瘤、心房颤动等都是肺血栓栓塞症的诱发因素。据 Liew 等报道，1996—2002 年亚洲人骨科术后深静脉血栓形成发生率为 10% ~ 63%。余楠生等报道 2001—2005 年髋关节置换术后深静脉血栓形成发生率为 20.6%（83/402），膝关节置换术后为 58.2%（109/187）。骨科大手术后 7 天内是深静脉血栓形成的高危阶段，少数可造成肺栓塞导致死亡。

尽管麻醉期间肺血栓栓塞症颇为罕见，但在骨科大手术期间仍有报道。笔者曾遇见一例硬膜外麻醉行髋关节置换的患者，一例硬膜外麻醉行下肢胫骨平台骨折患者，在麻醉期间发生肺血栓栓塞症，一例复苏失败，一例复苏成功。

（二）病理生理

深静脉血栓形成的主要危害是由于血栓破碎、脱落引起肺血栓栓塞症。肺血栓栓塞症引起的呼吸生理改变包括：①肺泡死腔量增加，栓塞区域无血流灌注的肺泡不能进行气体交换而成为无效通气。②通气改变。由于栓塞导致肺内组胺和 5- 羟色胺等介质释放，激发支气管痉挛，肺不张及肺顺应性下降均可使通气量减少。③通气 / 血流（V/Q）失调导致低氧血症。④肺动脉升高。当肺大动脉干或其主要分支发生栓塞后，肺小动脉发生反射性痉挛收缩，肺动脉压升高，心排血量下降。通常肺血管床横断面积阻塞达 30% ~ 50%，可发生一过性肺动脉高压；阻塞 50% ~ 70% 则可出现持续性肺动脉高压；

如阻塞达 85%，则会导致猝死。有时肺动脉收缩压可超过 70 ～ 80mmHg，心排血量急剧下降，导致低血压和休克；周围血管灌注不足，组织缺氧，易发生乳酸性酸中毒。

（三）临床表现

临床表现为突然发作呼吸困难、气促、发绀、经吸氧后低氧血症无明显改善、大汗淋漓、四肢厥冷、烦躁不安、意识不清、血压下降、心率加快甚至心跳呼吸停止。由于发病突然，病情极其凶险，大多数病例常因抢救无效可在数分钟或 1 ～ 2 小时内死亡，故常常被误诊为麻醉意外。因此，对术中可能发生肺血栓栓塞症的患者，麻醉医生应有足够的警惕。

（四）处理

一经发现应及时处理，根据当时病情可采取抗休克、心肺复苏措施和抗凝及溶栓疗法。经研究表明，硬膜外阻滞和蛛网膜下隙阻滞后的患者，其术后深静脉血栓形成的发生率显著低于全麻患者，其原因可能是椎管内麻醉使交感阻滞，血管扩张，不仅动脉血流增加，而且静脉排空率也增加，以及减少血液黏滞度，而全麻可致下肢血流减少 50%。其次，椎管内麻醉减低了血液的凝血活性。另外，有人证明，局麻药可抑制血小板黏附、聚集和释放，并可抑制白细胞的移动和聚集，而这些皆可防止静脉血栓的形成。基于以上原因，对那些高危患者，尽可能首选硬膜外阻滞。

术后应强调的预防深静脉血栓的措施有：①机械方法，常用的有弹力长袜、足底静脉泵、下肢持续被动活动、早期在床上活动肢体及下地活动；②药物方法，应用低分子量肝素、小剂量华法林或阿司匹林。

五、恶性高热

恶性高热是一种具有家族遗传性的亚临床肌肉病，表现为挥发性吸入麻醉药和去极化肌肉松弛药等所触发的骨骼肌异常高代谢状态。恶性高热没有种族特异性，在麻醉期间发病率为 1 ∶ 5000 ～ 100000，儿童发病率高于成人，男性多于女性（2 ∶ 1）。恶性高热以先天性疾病如特发性脊柱侧弯、全身肌无力、斜视、上睑下垂、脐疝等多见，但在其他外科疾病中也散见报道。以往该病多见于欧美人，近几年我国陆续有恶性高热病例报道，这可能与目前国内全身吸入麻醉比例和数量显著增加有关。恶性高热的发病凶险，死亡率极高，据统计国内报道的 34 例恶性高热患者中有 25 例死亡（占 73.5%）。

（一）原因

恶性高热多发生于麻醉诱导及手术期，但手术后早期也有发生的报道。恶性高热易感者并不一定在每次麻醉时都有恶性高热发生，可在第 2 或第 3 甚至第 12 次手术麻醉时发生，这可能与所用麻醉药物的种类、剂量及突变的基因位点不同有关。

（二）临床表现

恶性高热的临床症状与体征表现多种多样，从轻微症状到急性危象。恶性高热的发生时间主要取决于麻醉诱导所采用的挥发性吸入麻醉药种类及是否应用琥珀胆碱，若麻醉诱导时应用琥珀胆碱辅助气管插管，则恶性高热出现的时间较早。

（三）分型

可分三型。

（1）暴发型：突然发生的高碳酸血症和高钾血症、快速心律失常、严重缺氧和酸中毒、体温急剧升高、骨骼肌僵直，多数患者在数小时内死于顽固性心律失常和循环衰竭，即使早期抢救成功，患者也往往死于严重 DIC（弥散性血管内凝血）和继发肌红蛋白尿引起肾功能衰竭。

（2）咬肌痉挛型：咬肌痉挛是唯一的症状。

（3）流产型：仅表现出轻微症状，如咬肌痉挛及其他症状。

六、气胸

麻醉过程和手术后患者发生气胸与麻醉或手术操作失误，又未能及时正确处理损伤的胸膜有关。麻醉在锁骨上路臂丛阻滞、肋间神经阻滞，经颈内或锁骨下静脉穿刺时，都可损伤胸膜、肺组织引起气胸，但外科手术操作引起气胸的因素也不少，如胸椎结核的患者行病灶清除术时，术中因剥破胸膜引起气胸的病例，文献也有报道。

需要注意的是，当术中损伤胸膜时，有人采用简单抽气缝合胸膜的方法继续手术，如果抽气效果不佳，缝合胸膜后使开放气胸变为闭合性气胸，如果肺组织又有损伤可导致张力性气胸。清醒患者可出现胸闷、呼吸困难，胸部叩诊为鼓音，肺呼吸音减弱，血压降低、脉压变窄、心率加快，X 线检查可明确诊断。气胸的治疗可根据病情进行胸穿抽气或闭式引流术。

七、止血带并发症

四肢手术一般都可在气囊充气止血带下进行，以达到手术野无血的目的，便于手术操作。止血带使用不当可产生严重的并发症。首先放置止血带的部位应正确，上肢者应以在上臂中上 1/3 处；下肢者应放在大腿根近腹股沟部；足部手术应用止血带的袖带最好超过小腿，固定在大腿部位，以防将小腿的深静脉损伤。使用前须对止血带仔细检查，观察气囊接触皮肤的面是否平整，否则充气后可引起皮肤水疱，检查充气囊是否漏气等。充气前应先抬高肢体，并用驱血带驱血，驱血必须彻底。止血带充气的压力一般上肢须高于收缩压 30 ~ 50mmHg（46.7kPa），下肢须高于 50 ~ 70mmHg（6.7 ~ 9.3kPa）。止血带充气时间上肢为 1 小时、下肢以 1.5 小时为限，若须继续使用，应先松气 15 分钟再充气，二次止血带阻断血流时间最长不超过首次时间的1/2，以免发生神经并发症或肌球蛋白血症。若止血带充气压力过大，时间过久，尤其是骶神经阻滞不全时，大腿后侧和阴部仍有疼痛，如果此时使用止血带，极易出现止血带疼痛，多数患者难以忍受，烦躁不安，即使使用镇静和镇痛药物也难以控制，因此，使用止血带的患者，在阻滞范围应包括$T_{10} \sim S_5$，使患肢获得充分满意的麻醉。术中须使用预防性抗生素时，应在气囊止血带之前给予，使手术期间切口的抗生素已达到一定的浓度。对下肢出现深静脉血栓形成的患者，不适于使用驱血带，避免肺栓塞的发生。另外，松止血带时由于驱血肢体血管床突然扩大及无氧代谢产物经静脉回流循环，抑制心肌收缩，偶尔出现"止血带休克"，临床表现为出汗、恶心、血压降低、脉搏增快，周围血管阻力降低、血钾升高和代谢性酸中毒。此时除补充血容量外，必要时给予收缩血管药物。

第六节　骨科手术后并发症

一、失明

术后失明是颈椎手术的一种罕见并发症。最近国外报道有增加的趋势，其发生率在$0 \sim 1\%$。其发病机制不详，可能是由于前部或后部缺血性视神经病所致，有些不常见的手术并发症如中心视网膜动脉或静脉堵塞也可导致失明。造成缺血性视神经病（ION）的原因有全身的低灌注、血液黏滞度高、血流阻力增加、氧携带能力严重不足、局部动脉疾病、眼内压增加等。

围手术期可以采取防范措施：①患者体位，应避免眼部受压，减轻头部下垂的程度，时间长的手术更应注意；②识别高危患者，术中注意保持这类患者满意的血细胞比容和血压水平；③术后尽早检查患者的视觉变化。术后缺血性视神经病发生后，目前尚无确切有效的治疗方法，而且术后失明往往会持续存在。视神经减压已经证明是无效的，少数研究者支持给予类固醇制剂和利尿药。

二、认知功能障碍

术后认知功能障碍是术后急性或较早期出现的以认知功能减退为特征的脑功能失调。

认知就是大脑获取信息、记忆信息和处理信息的过程，通过认知人们可以学习知识，解决问题，计划未来。认知功能障碍就是这些过程受损。术后认知功能障碍是老年患者手术后的人格、社交能力及认知能力和技巧的变化。表现为手术后记忆力和集中力下降的智力功能的退化。尽管由于医疗技术水平的提高使围手术期病死率和严重并发症的发生率大大降低，但术后认知功能障碍的发生率未见明显改善。在骨科方面，Bickel及

Brauer 等报道髋部骨折术后认知功能障碍的发生率为 10% ~ 20%，王鑫等报道的髋部骨折术后认知功能障碍发生率为 11.7%。早期一过性的术后认知功能障碍对大多数患者来说是可逆的，但影响患者术后恢复，延长住院时间，还可能演变为长期的术后认知功能障碍，这将会严重影响老年患者的生活质量，也会给家庭及社会造成负担。

近几年在髋部骨折术后有 3 例 70 ~ 80 岁高龄患者术后发生认知功能障碍，均发生在全身麻醉术后第一天晚上，表现为烦躁和恐惧行为、意识错乱、胡言乱语、无逻辑性、幻觉、幻听，不合作，常要自行拔除引流管、导尿管及吸氧导管，病情是波动的，有不规则的间歇期，症状常有昼轻夜重的特点。给予镇痛药及镇静药物治疗后症状有所减轻，经 3 ~ 4 天的治疗后基本好转，1 周后恢复。

对术后认知功能障碍的发病机制至今还不清楚，目前认为术后认知功能障碍是在老年患者中枢神经系统退化的基础上，由于手术和麻醉诱发，多种因素联合作用所致的神经功能减退。

由于发病原因尚未明确，对术后发生认知功能障碍的预防和处理较为困难：①老龄患者是术后发生认知功能障碍的高危因素之一，尤其是术前有不同程度的情感障碍的患者。要求在术前应对患者做好心理干预，减轻患者焦虑及恐惧心理，使其对手术建立较强信心，创造舒适安静的住院环境，对照顾患者的家属应进行疏导，减轻他们焦虑及自身的心理压力，促进患者的恢复。②术后一旦发现患者出现认知功能障碍，可尝试应用一些催眠镇静药如地西泮和哌替啶来用于人工干预制造睡眠—清醒节律或应用褪黑素处理。对躁动的患者，在监护、吸氧和加强心理疏导的前提下，应给镇静药物，如咪达唑仑或氟哌啶醇。目前最好的治疗药物可能是氟哌啶醇，它具有较强的抗精神病作用，且较持久，对精神病的躁狂症状有明显效果，通常 0.5 ~ 1mg 口服或肌内注射，必要时可 4 小时 1 次。氟哌啶醇不良反应是易引起锥体外系反应，有时肌内注射或静脉注射仅 5mg 亦可发生，可用苯海拉明、东莨菪碱或地西泮静脉注射对症治疗，能迅速好转。

三、肺部并发症

（一）临床特点

肺部并发症是指术后发生的有临床表现并对疾病进程产生负面影响的肺部异常，包括肺不张、肺部感染、肺栓塞和急性肺损伤等，其发生率高达 30%。随着社会的老龄化，老年患者日益增加，在外科手术患者中，老年人所占的比例越来越高，老年人由于机体各个重要脏器的退行性病变及功能低下，当机体接受麻醉及手术打击后，老年人术后最先出现及最危险的是肺部并发症，临床表现为低氧血症，如果处理不及时，患者可因肺部感染发展为多器官功能衰竭而死亡。在髋部骨折 316 例中围手术期病死率为 2.5%（8/316），多因肺部并发症所致（6/8），且围手术期需抢救患者也与肺部并发症密切相关（36/62），最多发生的是肺部感染及呼吸衰竭，所以精心的围手术期处理，尤其肺部并发症的防治是手术治疗成功的关键。

（二）原因

据文献报道老年人术后极易发生肺部感染，原因是多方面的，可能与以下几点有关。

1. 肺组织易受侵袭和损伤的特点

肺是一个开放性器官，是机体与外界交换最多的内脏器官，与外界交换的频率和数量远大于消化系统及泌尿系统，因此极易受到外界致病因子的侵袭。呼吸道在解剖位置上与鼻腔、口腔、咽部、食管相交通，这四个部位都有寄生的定植菌，而下呼吸道却无菌、湿润，有利于细菌生长的环境，在会厌反射减退或机体抵抗力减弱时，细菌极易侵入下呼吸道。

2. 肺的结构或功能变化

肺在30岁以后开始老化，出现退行性改变，60岁以后，呼吸系统结构与功能的老化日趋明显。不少患者术前合并呼吸系统及心血管系统疾病，对手术创伤的耐受性差及麻醉药代谢清除减慢，术后易并发低氧血症。

3. 整体功能退行性改变

这是引起肺部感染的重要原因之一，尤其是防御反射的减退，表现在咽反射迟钝、吞咽不协调、进食吞咽时易误入气管，心脑血管患者更是如此，甚至睡眠时也易将口鼻分泌物吸入气管而不能排出。因此，老年患者手术后肺部感染的主要原因可能是误吸。

4. 其他

长期吸烟的患者，常伴有慢性气管炎，呼吸道分泌物多；当术后应用各种镇痛和镇静药物时可抑制呼吸道的排痰功能；伤口疼痛和长期卧床的患者不但影响咳嗽能力而且使肺的扩张受影响。肺部感染造成的呼吸功能障碍可直接造成其他器官的供氧不足，最后发生多器官功能衰竭而死亡。

（三）预防

对老年患者术前应改善原有肺部不良状况，包括戒烟，一般认为术前应停止吸烟4～8周，净化呼吸道，必要时选用敏感抗生素治疗，待感染控制稳定1～2周后再手术。同时术前应让患者学会有效的咳嗽方法，能排出呼吸道的分泌物。

（四）注意事项

（1）根据病情可能，尽早取半坐卧位，术后勤翻身，避免长时间仰卧位及肢体不活动。

（2）术后应予氧气吸入，必要时同时雾化吸入以助排痰。

（3）正确掌握输液量，防止补液过多，特别是晶体液。

（4）鼓励患者咳嗽、咳痰及深呼吸，有利于排出气道分泌物及进行气体交换，防止肺不张。因为肺不张是术后肺炎发生的重要危险因素，如果肺不张持续 72 小时以上，几乎可以肯定发展成肺炎，而肺炎又是引起多器官功能衰竭的主要原因。

（5）伤口疼痛常常影响患者有效咳嗽、排出气道分泌物及气体交换，术后应适当给予镇痛药物。

（6）当患者确实排痰困难时，可经导管行气管内吸痰，或纤维支气管镜下直视下吸出黏稠痰液。

（7）根据病情，尽早开始营养支持。

（8）根据药敏试验结果，给予敏感的抗生素是控制术后肺部感染的重要治疗措施。

目前笔者所在医院关于在麻醉诱导时静脉滴注抗生素的预防性应用已基本达成共识。

（9）如果患者合并有呼吸衰竭时，及时请有关科室会诊，建立人工气道，行机械通气治疗。

第二章 骨折

第一节 骨盆骨折

一、骨盆骨折的诊断

骨盆创伤的准确诊断是一切正确治疗的基础，其中最重要的是要准确判断骨盆骨折是否稳定，这对其后的治疗有重要的指导意义。

（一）病史

骨盆骨折一般都有明确的外伤史，分为低能量损伤（如行走摔倒）和高能量损伤（如车祸伤、高处坠落伤或工业事故等）两种。对于同样的骨盆骨折，老年患者可能只需要很小的外力，而年轻患者则需要非常大的外力。受伤时外力的方向可以导致不同类型的骨盆骨折：前后方向的外力常导致"翻书样"损伤，但一般不会累及骶髂后韧带；剪切应力可造成骨盆垂直移位，表现为严重不稳。询问外伤史时应详细了解患者受伤时外力的性质、方向及大小，以便于判断损伤机制、骨折部位与骨折类型。

（二）临床表现

骨盆环连续性未受损害的骨盆边缘骨折主要表现为局部疼痛与压痛，骨盆挤压与分离试验阴性，而骨盆环单处骨折者的挤压与分离试验为阳性。骨盆环前后联合骨折或骨折脱位时，骨盆不稳定并多有骨盆变形，且疼痛广泛。

患者入院后，初步诊断骨盆骨折的依据是：

（1）骨盆部有受暴力冲击或挤压的外伤史。

（2）有较广泛的局部疼痛或肿胀，活动下肢时骨盆部疼痛加重，局部压痛显著。

（3）骨盆挤压与分离试验阳性。

不稳定性骨盆骨折患者除有上述一般表现外，还有下列表现：

（1）下肢不等长或有明显的旋转畸形。

（2）两侧的骶－髂前上棘间距不等。

（3）耻骨联合间隙显著变宽。

（4）伤侧髂后上棘较健侧明显向后凸起。

（5）骨盆有明显可见的变形。

骨盆骨折出血多时可有神志淡漠、皮肤苍白、四肢厥冷、尿少、脉快、血压下降等失血性休克征象。对上述表现的患者，检查要轻柔，应尽量避免骨盆分离、挤压及伸屈髋关节检查，以免加重出血或疼痛。

另外，可以通过膀胱 X 线造影、阴道镜及肛镜检查患者的尿道、直肠以及女性患者的阴道是否损伤，从而判断是否为开放性骨盆骨折。

（三）影像学检查与评估

1.X 线评估

X 线检查可让临床医生快速获取评估骨盆骨折的资料，对损伤严重的患者及时进行抢救和处理，降低骨盆骨折的病死率和致残率。骨盆骨折 X 线评估包括骨盆平片（即前后位片）、骨盆上口位片、骨盆下口位片、骨盆斜位片，其中前后位 X 线片在临床上最常用。

（1）骨盆平片：检查时患者平卧位，感光成像板水平置于骨盆下方，球管置于骨盆正上方，与身体平面成垂直位投照。大多数骨盆骨折可以在平片上得到比较清晰的显示。

骨盆后侧损伤可以表现为断端的明显移位或出现裂隙，还可以显示一些与骨折不稳定有关的征象（如 L5 横突移位的撕脱骨折常常提示骨盆不稳定），骶髂韧带起止点任一处的撕脱骨折都意味着半骨盆不稳定。

（2）骨盆上口位片：检查时患者平卧位，感光成像板水平置于骨盆下方，球管置于骨盆正上方偏头侧，与身体平面成 60° 投照。此投照位垂直于骨盆上口，真实地显示了骨盆的上口，可以更好地显示骨盆前后方的移位。经过骶髂关节联合体的后方移位，在上口位可最佳地显示出来。

（3）骨盆下口位片：检查时患者平卧位，感光成像板水平置于骨盆下方，球管置于骨盆正上方偏尾侧，与身体平面成 45° 投照。该投照位可以清晰地显示骨盆前环的骨折移位情况以及骨盆后环断裂后向上移位的情况。下口位也可以清楚地显示骶髂关节的上移，表现为股骨头不在同一水平线。

（4）骨盆斜位片：骨盆斜位片包括髂骨斜位片和闭孔斜位片。

通过骶髂关节的斜位像检查骶髂关节的脱位或骨折十分重要，有利于显示骶髂后复合体的骨折移位情况，也可以显示骶髂关节处的骨折是侧方挤压导致的，还是剪切应力导致的。

2.CT 评估

CT 平扫，即 CT 横断面扫描可以非常清晰地显示骨盆骨折移位情况。在普通骨盆前后位 X 线片上无法显示的细小骨折和轻度移位，在 CT 平扫图像中都可以清晰地显示出来。

CT 平扫对评价骨盆的稳定性和制订治疗方案具有重要参考价值。

对骨盆骨折来说，冠状面和矢状面的重建图像最有价值。临床医生通过将冠状面和矢状面的重建图像与平扫图像相结合，可以对骨盆骨折的移位情况进行综合的评价。对于骨盆单侧骨折，通过多平面重建（MPR）调整距离，消除扫描时体位不正造成的骨盆两侧不对称，然后与健侧相比较，可以精确地测量骨折移位的程度。

CT 三维重建（3D）可以提供直观、立体的三维图像，而且可以根据需要向任何方向旋转，使医生可以从任意角度观察骨盆骨折移位情况和骨盆环变形情况，从而得到直观印象。需要说明的是，要想在三维重建图像上显示出骨折的细节情况必须进行薄层扫描，层面设定为 2.5mm 或更小。

3. 磁共振成像

磁共振成像（MRI）是将射频电磁波与人体内的氢质子共振产生的信号，经计算机处理后转换成影像的检查方法。MRI 检查具有软组织结构显像对比好、多平面扫描、非侵袭性及无辐射损害等特点。对于骨盆骨折，MRI 检查可发现骨盆部位的肌肉、肌腱、韧带、神经等软组织损伤及隐匿性的骨盆应力性骨折。目前 MRI 不作为骨盆骨折患者常规的检查方法。

4. 椎管或骶管造影 CT 扫描

椎管或骶管造影 CT 扫描是将造影剂从 $L_4 \sim L_5$ 间隙注入椎管或从骶裂孔注入骶管。在扫描摄片前定位观察，见造影剂完全充盈骶管，集中于后侧，最终到达 S_1 部位。骶管造影 CT 扫描属硬膜外造影，安全可靠，对于诊断骶骨骨折及骶神经损伤很有价值，可作为诊断骶骨骨折及骶神经卡压的放射学诊断技术。

5.CT 血管造影（CTA）

CTA 即血管 CT 造影，即在进行 CT 扫描时静脉内注入血管造影剂（如 ^{131}I），这样 CT 平面扫描及之后的重建图像上就可以比较清晰地显示出血管的图像。该检查有助于诊断动脉出血，也有助于显示骨盆骨折部位与重要血管的比邻关系，有利于加强保护，减少医源性损伤。

血管的解剖位置与骨盆骨折好发部位关系密切，以下几个部位易造成血管损伤：

（1）骨盆壁附近的主要血管：围绕耻骨上支的血管有髂外动、静脉及闭孔动、静脉，在耻骨下支、坐骨支内缘有阴部内动、静脉，髋臼窝内侧有闭孔动、静脉，髂总动、静脉经腰大肌内侧的筋膜深层下行。

（2）骨盆后部主要有髂内动、静脉及其主要分支和属支，如臀上动、静脉经坐骨大切迹到臀区，骶外侧动脉行经骶骨的前面，髂腰动、静脉跨过骶髂关节到髂肌前面。

（3）骨盆壁及骨盆腔内的静脉丛：骨盆壁静脉丛静脉吻合成网状，壁薄，缺少弹性。位于盆腔前部的静脉及静脉丛较大，且比动脉更靠近骨面，撕裂后易渗血，故骨折时静脉出血比动脉多见。骶骨周围血供丰富，骶骨外侧部骨折后可引起腹膜后血肿。此外，骨盆腔内还有丰富的静脉丛，为动脉面积的10～15倍，主要围绕盆腔内壁构成"血管湖"，严重复杂的骶骨骨折可致数组血管同时受损。

二、骨盆骨折的急救

骨盆骨折多为高能量损伤，不仅导致骨盆本身的严重损伤，而且常伴有复杂且严重的合并伤。资料显示，骨盆骨折合并低血容量休克的死亡率约为43%，开放性骨盆骨折的死亡率高达50%。因此，骨盆骨折的急救是降低死亡率的重要环节之一。

骨盆骨折的急救应遵循损伤控制理论（DCS），基本原则为三步处理模式：第一步，抢救生命（如脑外伤、肺部损伤、大出血等）；第二步，合并伤的处理；第三步，骨盆骨折的处理。

（一）抢救生命

骨盆骨折急救的首要目的是抢救生命，应优先解除危及患者生命的情况，使病情得到初步控制，然后再进行后续处理。必须优先抢救的紧急情况包括呼吸心搏骤停、严重颅脑外伤、血气胸、张力性气胸、大出血和休克等。

患者入院后首先应立即对气道、颅脑、颈椎、呼吸状态、循环状态进行评估，及时发现危及生命的损伤，并迅速进行有效处理。原则上评估与治疗同时进行。在急诊室第1个小时（"黄金时段"）的正确处理对降低死亡率和致残率至关重要，其抢救可按照以下程序进行。

1.心肺复苏

（1）心搏呼吸骤停时：应立即进行体外心脏按压，并尽快给予高浓度、高流量面罩吸氧或气管插管接呼吸机辅助呼吸。

（2）在心电监测下电除颤，开胸心脏按压。

（3）药物除颤等。

保持呼吸道通畅是至关重要的，血凝块、呕吐物或舌后坠等可造成呼吸道阻塞，导致通气功能障碍，可在很短时间内使患者窒息死亡，故应争分夺秒解除呼吸道阻塞，维持呼吸道通畅。如果改变体位、吸氧等措施难以维持气道通畅时，应立即行气管插管。对存在不稳定颈椎骨折脱位的患者，在行气管插管时一定要注意不要过多地搬动头部以免加重损伤。紧急情况下，气管切开术是保持气道通畅最有效的方法。

另一项重要工作是扩充血容量，维持有效循环。应迅速建立静脉通道进行输血输液，若2～3次静脉穿刺失败，即应行静脉切开术，首先应快速滴注等渗盐水或平衡盐溶液（45分钟内输入1000～2000mL）。若患者血压恢复正常并能维持，则表明失血量较小且已停止出血；如果患者的血细胞比容为30%以上，则可继续输上述溶液（补充量可达估计失血量的3倍），不必进行输血。如果患者失血量大或继续失血则应输全血或浓缩红细胞，但仍应补给部分等渗盐水或平衡盐溶液。

2.控制出血

在以上紧急处理的同时，应全面分析评估患者病情的发展趋势。如果病情趋向稳定，出血量比较小，可在进一步完善检查后择期处理骨盆骨折。如果生命体征经处理后仍不稳定，应考虑大出血或脏器破裂等因素的存在，进一步进行现场急救处理。

在3小时内出血量超过血容量的50%或24小时丢失全血容量为大出血。骨盆骨折大出血来源主要有如下方面：①骨盆壁血管。②盆腔静脉丛。③盆腔内脏器。④骨折断端。⑤盆壁软组织。由于急诊急救时常难以判断出血的来源，所以处理比较棘手。各种止血措施的应用效果与出血血管的走行分布密切相关。常见的损伤血管有：髂内血管（臀上臀下动静脉及闭孔动静脉）、髂外血管（股动静脉）、"死亡冠"（闭孔动静脉与髂外动静脉的吻合支）等。骨盆骨折合并大出血的治疗主要是补充血容量和进行有效的止血，具体措施主要有以下几点。

（1）大出血的一般治疗：主要为液体复苏治疗，包括晶体液及胶体液的支持治疗、输血（RBC、血浆及血小板等）、补充血容量及凝血因子、维持有效循环、维持患者体温以及避免出现低体温等。

（2）骨盆容积控制

①骨盆束缚带：对骨盆大出血的患者迅速止血是多方面的，骨盆束缚带是方法之一，它可以迅速有效地减少盆腔容量以间接止血，同时有利于稳定骨盆。如果没有骨盆束缚带，可以将床单折叠固定于患者骨盆部，该方法简单、实用且有效。

②充气式抗休克裤（PASG）：1903年Crile首次报道了PASG的应用，他将PASG控制骨盆骨折的继发出血的作用原理总结为：一是止血（填塞作用）。二是自身血液回输。三是外周血管阻力升高。由于其并发症较多，目前已较少采用。

③外固定架的应用：外固定架可以作为血流动力学不稳定的骨盆骨折患者急诊救治的重要手段。外固定架控制出血的主要机制是通过复位固定骨折，使骨折面渗血减少，同时有效减少骨盆容积并能保持恒定，从而发挥血管填塞效应，控制静脉和微小动脉的出血。

髂嵴前缘为自髂前上棘向下至髋臼边缘，髂嵴前缘较厚，为外固定架理想的进钉部位。生物力学研究显示在髂嵴下方的螺钉的拔出力量最小；反之，在低位前方置针时，髋臼上方部位的螺钉的拔出力量最大。因此，对于骨盆损伤外固定，螺钉置于髋臼上方更具生物力学优势。

骨盆骨折外固定的适应证：①严重骨盆骨折患者急诊室控制出血和临时固定。②多发伤患者早期固定有利于护理以及减轻患者痛苦。③某些骨盆骨折内外固定联合治疗方法之一。④伴有软组织条件不良，外固定是维持复位的最终方法。

骨盆外固定架种类较多，目前临床常用的骨盆外固定架有AO外固定架、Orthofix外固定架、Bastiani 骨盆外固定架以及组合式外固定架等。

对于伴有骨盆后环损伤的患者，单纯的骨盆前环外固定架无法有效稳定骨盆环。20世纪 90 年代初，骨盆钳的出现为骨盆不稳定骨折合并出血的治疗增加了一种新的、快捷的方法。骨盆钳可在急症情况下稳定骨盆后环，达到稳定骨盆并减少出血的目的，同时不妨碍剖腹探查术。目前应用的主要是 Ganz 骨盆钳。

进钉点的确定：在髂前上棘与髂后上棘之间画一连线，在这条线上，髂后上棘前外侧 6 ~ 8cm 作为进钉点，不要过于靠近背侧，以免损伤臀部血管和坐骨神经。在利用骨盆钳对骨盆进行加压时，应注意严防骨块对尿道、骶神经等重要组织的挤压，在术中及术后要及时观察排尿、下肢运动等情况。接近骶髂关节部位的髂骨翼骨折是使用骨盆钳的禁忌证。

3. 大出血的外科干预（出血控制）

骨盆骨折大出血时，单靠输血输液，一部分病例能够维持生命体征而挽救生命，但是另一部分仍不能维持有效循环，而需要采取其他的止血方法来控制出血。骨盆骨折导致死亡的主要原因是早期大出血，死亡率可达35%，导致死亡率如此之高的原因有两方面：一方面是高能量创伤，出血凶猛；另一方面是缺乏有效的止血方法。目前临床上常采用的止血措施包括动脉造影栓塞止血、暂时性腹主动脉阻断术、纱布填塞术、开放手术止血及自体血液回输机的应用等。这些止血措施均能获得良好的临床效果，但在实际应用中应根据具体条件灵活掌握，综合应用。

（1）盆腔纱布填塞术：骨盆骨折出血 85% 源于后腹膜静脉，由于动脉栓塞不能有效控制静脉出血，欧洲多个国家建议采用纱布填塞术控制骨盆骨折大出血。纱布填塞术控制骨盆骨折出血必须在骨盆容积得到控制的前提下才可实施，其作用机制主要为可以直接压迫盆腔静脉丛，进一步减小骨盆容积，并且能阻止骨盆的虹吸效应。

该技术的优点为：

①可作为紧急情况下的应急措施。

②操作简单，不需要特殊设备。

③适合于基层医院的急诊抢救。

其缺点为对大动脉出血的止血效果差，需要二次手术取出填塞纱布，可能增加感染概率。

纱布填塞术的适应证：①经过 4 ~ 6 小时的休克抢救（输血 3000mL 及输液 3000mL），血液动力学不稳定，休克不能纠正者。②造影栓塞术后仍有出血者。③顽固性出血者。

纱布填塞术的方法：①对于开放性骨盆骨折患者，可对开放部位直接进行纱布填塞。②对于怀疑腹部损伤的患者可以行剖腹探查术同时行腹膜内填塞。③盆腔内填塞为腹膜外填塞，主要包括 ® 前髂窝填塞及耻骨后填塞。④填塞纱布的取出时间为患者生命体征平稳，无再出血的临床表现，一般为术后48小时左右；填塞纱布可一次取出，也可分次取出。

（2）动脉造影栓塞术：经积极输液、输血等抗休克治疗情况仍不见好转，怀疑有较大盆腔血管损伤的出血者，可经选择性动脉栓塞术控制或减少出血。该方法具有微创、适合骨盆骨折中等量出血者的优点。

但是该技术也存在以下缺点：

①手术需在介入科进行，透视下操作，时间长，抢救条件差。

②栓塞剂对盆腔内广泛小血管出血栓塞效果差，而且可能会发生阻塞不良或再出血。

③该技术对医院的设备和技术要求较高，并非所有的医院都具备此种技术。

骨盆血管造影的适应证：①4～6小时内输血超过2000mL，有效循环尚能维持，但仍怀疑有出血情况。②骨折整复后，足背动脉搏动仍较弱。③能听到血管杂音。④有明显大血肿存在。⑤开放伤口难以止血。以上5项中，有任何一项存在，都应做血管造影。当动脉造影发现造影剂血管外溢现象时，应立即做血管栓塞。

动脉造影栓塞术的操作步骤：①数字减影血管造影术（DSA）确定骨盆骨折出血位置。②先"冒烟"，明确导管位于靶血管，再行DSA。③确定出血的动脉及部位。④选择合适的栓塞材料（常采用自体血凝块或明胶海绵）释放栓塞剂。⑤确认栓塞是否成功，根据出血部位的不同，可以采用髂内动脉栓塞（非选择性），如果明显出血的是分支血管，可采用髂内动脉分支血管栓塞（高选择性）。

（3）髂内动脉结扎术：大出血患者如确认有大血管破裂，经积极抗休克等处理后大出血仍不能控制，患者情况持续恶化，可考虑行一侧或双侧髂内动脉结扎术。

（4）暂时性腹主动脉阻断术：该技术主要适用于3～6小时内输血3000mL及输液3000mL而血流动力学仍不稳定，并且排除肝脾破裂的大出血患者（如肝脾破裂诊断明确，则急诊行剖腹探查止血）。该技术是指将导管经股动脉插入腹主动脉，并在肾动脉水平以下用球囊将其阻断。其作用机制是在此水平阻断腹主动脉，能够阻止循环血量的继续流失，维持有效循环血量并保证重要组织器官的血流灌注，为抢救生命争取时间。该技术要求在阻断水平以下的供血范围内没有对缺血较为敏感的器官，是目前临床上应用于骨盆骨折大出血的快速、有效治疗手段，止血效果显著。

具体操作步骤：

①股动脉插管。

②置入Fogarty导管（腹股沟韧带为起点），首先阻断腹主动脉进管20cm左右，然后阻断单侧髂总动脉进管14～16cm。

③气囊充生理盐水（如难以确定球囊位置，可注入造影剂定位）。

（二）合并伤的处理

骨盆骨折常见合并伤主要为腹部脏器损伤、直肠肛管损伤、泌尿系损伤、阴道损伤及创伤性膈疝，这些损伤在闭合性骨盆骨折与开放性骨盆骨折中均可发生，伴发于开放性骨盆骨折的损伤将在开放性骨盆骨折一节叙述。

1.腹部脏器损伤

骨盆骨折常伴发腹部脏器损伤，其可分为实质脏器损伤和空腔脏器损伤。实质脏器损伤如肝、胰、脾、肾损伤，主要表现为腹内出血，可有移动性浊音体征；空腔脏器损伤如胃肠道损伤等，主要表现为腹膜刺激征、肠鸣音消失和肝浊音界消失等体征。有腹部损伤的多发创伤患者常规行腹腔穿刺，有助于鉴别诊断空腔脏器损伤还是实质脏器损伤，腹部 B 超和 CT 扫描可协助确诊腹部脏器损伤。如高度怀疑或确定存在腹部脏器破裂，应立即请普外科医师会诊处理，急诊行剖腹探查术。

2.直肠和肛管损伤

直肠和肛管损伤主要由坐骨骨折端移位引起，骶骨、耻骨骨折移位也可引起。直肠损伤如破裂在腹膜反折以下，可引起直肠周围严重感染及盆腔蜂窝织炎；如破裂在腹膜反折以上，可导致弥漫性腹膜炎。因此，早期确诊并采取及时而有效的治疗是提高创伤性直肠肛管损伤疗效的关键。

笔者认为直肠肛管损伤的治疗关键是早期诊断及合理处理，具体处理措施为：

（1）直肠损伤应予急诊修补并做结肠造瘘。

（2）低位直肠破裂处修补不满意者，必须行局部引流，而且经会阴的引流应达盆膈以上，使坐骨直肠窝完全敞开。

（3）清创要尽可能彻底，必要时用邻近有活力的组织覆盖已暴露的骨折端。

（4）腹股沟及其他适当位置均放置引流，必要时持续负压吸引。

（5）合理使用抗生素。

3.膀胱和尿道损伤

膀胱和尿道损伤是骨盆骨折常见的合并伤，在骨盆骨折中，膀胱和尿道损伤的发生率为13%。尿道损伤常见于男性，通常是膜部的损伤；而女性患者中，膀胱损伤更常见。尿道损伤多由于骨盆骨折时的撕裂、牵拉甚至是移位的骨折块切割所致。尿道外口滴血或有血迹、有尿意但不能排尿是尿道损伤的重要临床表现。临床上常根据膀胱破裂口与腹膜的关系将膀胱破裂分为腹膜内型、腹膜外型和腹膜内外型 3 种。膀胱造影检查确诊率可达 85% ～ 100%，是诊断膀胱破裂的可靠方法。

一旦确诊膀胱破裂，则应根据情况施行膀胱修补术，手术适应证为：

（1）尿液外渗或出血严重。

（2）腹膜内型膀胱破裂。

（3）合并后尿道断裂。

（4）合并腹内脏器损伤。

尿道断裂如早期处理不当可导致尿道狭窄、尿失禁、勃起功能障碍等并发症，直接影响疗效和生活质量。对于能顺利将导尿管插入膀胱的尿道损伤，可以尿管为支架，留置导尿管3周。对并发于骨盆骨折的后尿道完全断裂，目前治疗方法主要有早期进行尿道吻合修复术、耻骨上膀胱造瘘延期尿道成形术以及尿道会师术等。笔者认为尿道会师术能早期恢复尿道连续性，避免了单纯耻骨上膀胱造瘘的缺点，而且手术简单、创伤相对较小，是骨盆骨折后尿道断裂较为合适、有效的方法。对于一些病情危重、血流动力学不稳定的患者，在早期急救时不适合行尿道会师术，此时应单纯行耻骨上膀胱造瘘术，待患者病情稳定后再早期行尿道会师术。

4. 阴道损伤

严重的骨盆骨折可累及女性阴道，骨盆前环耻骨支、坐骨支骨折端移位可直接刺入阴道，使得骨折与阴道相通，导致开放性损伤，并可伴大量出血。骨盆骨折合并阴道损伤者应尽早在严格清创后，缝合修补阴道损伤，放置引流。如在创口内探及耻骨或坐骨骨折，应尽量使骨折复位，对于碎裂的骨块应予以取出，以免影响创口愈合，尽量使创口一期愈合。对严重骨盆骨折伴有阴道流血的患者应及时请妇产科医师会诊处理。

5. 创伤性膈疝

骨盆骨折合并创伤性膈疝的发生率为1.9%，其发病机制是造成骨盆骨折的巨大暴力挤压盆部和腹部，使腹内压骤然升高，骤然挤压腹腔脏器穿破膈肌的薄弱区进入胸腔，同时因胸腔内负压的作用，进入胸腔内的腹腔脏器不易复位。右侧的膈疝内容物通常为肝脏，左侧通常为脾脏、胃或小肠等。当腹腔内脏器疝入胸腔可致肺塌陷或肺通气障碍，严重时纵隔移向健侧可致回心血量减少，诱发循环障碍；膈肌破裂口勒紧疝内容物，可导致其血循环中断，发生嵌顿、绞窄、坏死、穿孔及胸腔积液，最后形成脓毒血症。

当遇到如下情况应高度怀疑创伤性膈疝：

（1）不能用其他原因解释的持续性上腹痛，或继发胸闷、胸痛、呼吸困难。

（2）胸部听诊有肠鸣音，伴呼吸音减弱或消失。

（3）胸腔闭式引流引出大网膜或胆汁。

（4）胸腹部X线片对于创伤性膈疝有较高的诊断价值。

创伤性膈疝常见X线征象包括：

①膈面失去正常光滑的轮廓线或全面变形、缺如，膈上有异常阴影与膈下器官影相连。

②纵隔偏移。

③左半胸充满血液致不透光，有时见气泡影、脾脏影、胃泡影或胃肠蠕动影。

④CT查可确诊。

如怀疑创伤性膈疝时应立即请胸外科医师会诊处理。创伤性膈疝一经确诊，多需急诊手术，经腹修补膈肌，虽然操作有些困难，特别是右侧的膈疝，有时需要切断右三角韧带以增加显露，但经腹修补膈肌的优点是可以同时探查和处理腹腔脏器的损伤，必要时延长切口为胸腹联合切口。

三、骨盆骨折的治疗

骨盆骨折常有严重的合并伤，骨盆骨折的早期治疗应以抢救患者生命为主，首先治疗危及患者生命的颅脑、胸、腹损伤，其次是治疗合并伤或伴发伤，最后及时有效地治疗包括骨盆骨折在内的骨与关节损伤。对于骨盆骨折本身来说，其治疗目的是恢复骨盆环的完整性和稳定性。对于稳定型及大多数部分稳定性骨盆骨折一般采用非手术治疗，包括骨盆束缚带、骨牵引等方法。对于某些部分稳定性和不稳定性骨盆骨折，如患者一般情况允许，应采用手术治疗。如患者不能耐受手术或存在手术禁忌证，则只能采用非手术治疗。

（一）治疗原则

1.TileA 型的治疗原则

TileA 型骨折为不累及骨盆环的稳定性骨折，如撕脱骨折、无移位或移位轻微的骨盆前环骨折以及 S_2 以下的骶尾骨骨折脱位等，均不需要手术治疗，治疗方法主要有卧床、骨牵引、骨盆束缚带等。只有髂骨骨折移位明显者，才需切开复位内固定治疗。

2.TileB 型的治疗原则

保守治疗适用于耻骨联合分离 < 2.5cm 或无移位的耻骨支骨折等部分 TileB 型骨折。手术治疗适应证包括：

（1）耻骨联合分离 ≥ 2.5cm 者。

（2）耻骨联合绞锁。

（3）耻骨支骨折移位 ≥ 2cm 者。

（4）双下肢不等长 ≥ 2cm 者。

（5）耻骨支骨折伴有股神经或股血管损伤者。

（6）耻骨支移位损伤或压迫尿道、阴道者，如污染不重，可一期行清创复位内固定术。

治疗 TileB 型骨折时，耻骨联合分离切开复位，可用重建及锁定钢板固定，亦可经皮用 1 ~ 2 枚空心螺钉固定；耻骨支骨折可用重建钢板固定，也可以在透视或导航下经皮置入空心螺钉固定。

3.TileC 型的治疗原则

因为该型损伤是前后环均损伤，具有旋转和垂直不稳定性，原则上以手术治疗为主。治疗应同时固定前后环，使骨盆成为闭合环形结构，使其抗变形能力大大增强，这样可以获得最大限度的骨盆稳定性。

TileC 型骨盆骨折中，后环损伤包括骶髂关节骨折脱位或移位的骶骨骨折等。对于骶髂关节骨折脱位或骶骨纵行骨折，可采用重建钢板、空心螺钉或经骶骨棒固定；而对于引起腰盆不稳定的骶骨粉碎性骨折，可采用脊柱—骨盆内固定系统，重建中轴骨和骨盆的连续性。

前环损伤辅助固定的指征包括：

（1）耻骨联合分离及移位明显的耻骨支骨折，可采用钢板或螺钉固定。

（2）前环若是耻骨联合分离，双钢板固定的效果好于单一钢板固定。

（3）前环若是耻骨支骨折，则可采用钢板或空心螺钉固定。手术入路采用骨盆前入路或后入路，或前后联合入路。

关于骨盆前后环联合固定的顺序，按解剖及损伤机制，应遵循由近及远、由后及前的顺序。首先复位固定后环损伤，再行前环的复位固定，后环的复位固定通常能够改善前环的移位情况。如果合并髋臼骨折，应先复位固定骨盆骨折，然后复位固定髋臼骨折。

关于骨盆骨折的手术时机的选择，首先越早复位越有利于术中的固定，患者伤后应尽早行牵引复位治疗。国内学者一致认为患者伤后 7 ~ 10 天为骨盆骨折手术的最佳时机。若患者条件不允许，如合并伤较严重，伤后以抢救患者生命为主，致使骨盆骨折的手术时间延后，进而发展为陈旧性骨盆骨折。陈旧性骨盆骨折手术中复位固定将会非常困难。如果骨盆骨折术中无法复位，只能采用骨盆截骨的方法来纠正骨盆的畸形。

下面主要介绍骨盆骨折切开复位内固定的手术入路、复位和固定方法。

（二）内固定手术入路

1. 耻骨联合横切口

Pfannenstiel 入路，适用于耻骨联合分离、耻骨支骨折。患者仰卧于可透视手术床上，在耻骨联合及耻骨上支上方约 2cm 做横行切口，可向两侧延长。切开皮下组织，平行于腹股沟韧带切开腹外斜肌腱膜，确认精索或子宫圆韧带、髂腹股沟神经，牵开并保护；自耻骨上支切断腹直肌腱膜及锥状肌；骨膜下剥离显露耻骨上支的上方、前方、后方各约 5cm，到达耻骨联合后间隙，必须注意此间隙的解剖，避免损伤静脉丛或膀胱。关闭切口时应严密缝合腹直肌，缝合腹外斜肌腱膜时应注意腹股沟管内环，防止出现腹股沟斜疝。

2. 髂腹股沟入路

Letournel 切口，显露骨盆前环及髋臼，能提供自耻骨联合至一侧骶髂关节前方的显露，包括耻骨支的上下表面，适用于涉及髋臼前柱的耻骨支骨折。

患者仰卧位，切口起自髂嵴中后 1/3 交界处，沿髂嵴内侧 1cm 至髂前上棘，再横过下腹部，止于耻骨联合上方 2cm 处。在髂前上棘下方 3cm 稍内侧处游离并保护股外侧皮神经，在下方切口段找到精索或圆韧带及邻近的髂腹股沟神经，游离出精索并用第1根橡胶条牵开。然后沿切口切开腹肌和髂肌在髂嵴上的起点，将髂肌从髂骨内板处做骨膜下剥离，显露髂窝、骶髂关节前方和真骨盆上缘。再沿腹股沟韧带方向小心切开腹股沟韧带，将髂耻弓从髂腰肌上分开，显露髂腰肌及股神经。用第2根橡胶条绕过髂腰肌、股神经及股外侧皮神经，向内侧牵开，在骨膜下剥离闭孔内肌至髋骨的四方区，剥离时要避免损伤髂内血管和臀上、下及阴部内血管。牵出髂耻弓并剪开至髂耻隆起，从外向内钝性分开髂外血管及淋巴管，分离髂外血管时一定要注意血管后壁有无变异的闭孔动脉，或在腹壁下动脉与闭孔动脉之间的吻合支，因这些血管损伤后很容易引起大出血，可导致患者死亡，故又称"死亡冠"。用另1根橡胶条包绕髂外血管及淋巴管，留作牵引。或保留髂耻弓的完整性，将髂外血管、淋巴管连同髂耻筋膜作为1束用1根橡胶条包绕，不单独对髂外动静脉进行分离，这样不干扰髂外动静脉及淋巴管，避免了分离血管而造成对血管的直接损伤，但因游离幅度小，暴露中间窗困难。这样已用3根橡胶条分别绕过精索、髂腰肌和股神经束、血管束以便于保护和进一步暴露。

对上述橡胶条做各向牵引形成外侧、中间和内侧3个窗口，由此显露、复位和固定不同部位的骨折。

（1）外侧窗口：将髂腰肌和股神经束牵向内侧显露髂窝及弓状线。

（2）中间窗口：将髂腰肌和股神经束向外牵引、血管束向内牵引显露坐骨棘、坐骨大切迹、坐骨小切迹、四边体、髋臼的前壁、耻骨上支的外侧和闭孔上缘。

（3）内侧窗口：将血管束向外侧牵引、精索向内牵引显露耻骨上支、闭孔上缘和Retzius耻骨后间隙。如需暴露耻骨角和耻骨联合，将精索向外牵引即可。女性暴露时较男性容易，将股血管束、髂腰肌和股神经束分离后即形成上述3窗。

该入路可显露从骶髂关节前方到耻骨联合几乎整个髋骨的内侧面，包括髋骨的四边体、上耻骨支和下耻骨支，但坐骨内侧部分不能通过该切口显露，髋骨外侧的显露有限。

该入路适用于以下不同部位骨折：

①髋臼前壁骨折。

②髋臼前柱骨折。

③旋转和移位的方向位于髋臼前部的横行骨折和"T"形骨折。

④前柱伴后半横行骨折。

⑤后柱骨折块比较大的双柱骨折。如果后柱骨折粉碎、位于下部或合并后壁骨折则不适合应用此入路，应用前后联合入路。

该入路与Langer皮纹平行，手术瘢痕小，伤口亦较美观；创伤相对较小，术后功能恢复快；异位骨化发生率低；不切开关节囊，有利于保持股骨头的血运；易于显露和固定作为髋臼延伸段的髂骨骨折，有利于髋臼的解剖复位。但不能直视关节面是此入路的最大缺点。另外，该切口容易引起髂外血管和股神经损伤、髂外血管血栓形成、腹股沟疝、淋巴漏等并发症，术中应予以注意，操作切忌粗暴。

3. 双侧髂腹股沟入路

可显露骨盆环的前半部分，包括耻骨联合、双侧髂窝、双侧骶髂关节前方（详见本章第三节髋臼骨折的治疗）。

4. 骶髂关节前方入路

主要优点是能直视骶髂关节，适用于骶髂关节脱位或累及骶骨的骨折脱位的切开复位内固定。主要缺点是有损伤神经的风险。患者取仰卧位，可在患侧骶后放置一软垫，使骨盆倾斜，也可采用"漂浮"体位。自髂前上棘以远开始，平行于髂嵴向后延长 $10 \sim 15cm$，切开皮肤及皮下组织后，自髂骨内侧面剥离腹壁肌肉，骨膜下钝性剥离髂肌，将髂肌及盆内脏器向内牵开，继续分离至骶髂前韧带的外侧附着部，将其自髂骨上剥离；可内收并屈曲患侧髋关节以放松腰大肌而便于显露，即可显露骶髂关节前缘和骶骨。腰骶干位于骶髂关节内侧 $2 \sim 3cm$，自内上向外下走行。在向骶骨继续游离时要避免过度牵拉腰大肌，以免牵拉腰骶干。

5. 骶髂关节后方入路

主要用于显露骶髂关节的后缘。患者取俯卧位，也可取"漂浮"体位。手术切口是直切口，自髂后上棘的内侧或外侧开始，对于髂骨翼骨折、骶髂关节脱位取外侧的切口更适合；沿髂嵴的外侧缘后1/3至髂后上棘，向深部钝性剥离至髂嵴，切断下腰背筋膜、骶棘肌腱膜、骨膜，向内牵开，即可显露骶髂关节的后缘。显露时注意避免损伤臀上血管。

6. 骶骨后入路

患者俯卧位，手术视野应包括双侧髂后上棘、L_4 棘突及坐骨支近端。经平行于骶骨中央嵴的纵向中线切口，在 L_4 和 L_5 棘突处将腰骶筋膜切断，锐性剥离骶骨上附着的肌肉，可至骶骨外侧区，1 个切口即可获得广泛的显露。对于涉及骶髂关节的骶骨骨折可在髂后上棘和内侧骶骨嵴之间的中线附加小切口，锐性剥离以显露双侧髂后上棘和髂后柱，便于放置内置物。

7. Stoppa 或改良 Stoppa 入路

该入路主要用于显露耻骨上支及耻骨联合，也可显露髋臼骨折和骶髂关节前缘。

患者取仰卧位，患侧下肢保持能活动。切口可选择腹部低正中切口，也可在两侧腹股沟外环之间、耻骨联合上方2cm做横行切口。横行切口可能更适合美容要求，但可能妨碍进一步暴露。切开皮肤及皮下组织后，沿白线切开腹直肌，向下寻找并保护膀胱，向外上牵开患侧的神经血管和腹直肌。锐性剥离显露耻骨联合及耻骨支，注意闭孔附近的血管出血；向上锐性剥离髂耻筋膜以显露骨盆缘、外侧耻骨支和髋臼内壁，屈曲患侧髋关节以放松骨盆内的结构。该入路可以显露髋臼内壁、内侧穹顶及四边体，进一步分离牵开髂外血管可显露骶髂关节和髂骨翼，但有可能损伤神经、血管及腰骶干。该入路可以作为前方入路的一种选择，因对髋臼内壁有更好的显露，适用于前壁、前柱及部分双柱骨折，特别是涉及髋臼内壁及四边体的严重粉碎性骨折。但仅用此入路不能完成对涉及髂骨翼高位双柱骨折的复位及固定，需要加用一个侧方的入路来完成手术。

8.骶髂关节横切口

适用于双侧骶髂关节脱位或骶骨的纵行粉碎性骨折。患者取俯卧位，切口始于一侧髂后上棘下1cm处，沿骶骨中部横行至对侧的髂后上棘下1cm处。切开深筋膜，在双侧髂后上棘处显露臀大肌起点的上部分剥离竖脊肌，自中间向两侧行髂后上棘截骨，将其与臀大肌起点一起向外牵开，这样即可显露骶骨背侧及双侧骶髂关节后缘，方便实施复位，且为放置钢板提供了一个平坦的表面。关闭时，将髂后上棘复位，以螺钉固定，将竖脊肌与臀大肌拉拢缝合。

（三）复位内固定技术

1.前环损伤的复位固定技术

（1）耻骨联合分离的复位固定技术

①手术入路：Pfannenstiel 入路。

②体位：仰卧位。

3）复位：显露耻骨联合，在腹直肌前方，利用 Weber 复位钳夹住耻骨体前面，逐渐分次地复位。尤其是分离移位明显的，更应逐渐复位，可由助手向内挤压髂骨翼或内旋髋关节以助复位，也可于双侧耻骨体的前方各打入1枚螺钉，然后利用螺钉复位钳或 Farabeuf 钳夹持复位。

4）固定技术：重建钢板或动力加压钢板经塑形后，置于耻骨上方，若是单纯的耻骨联合分离，可用4～6孔钢板，每侧2～3孔，螺钉应与耻骨后侧面平行；若放置第二块钢板，则按耻骨前侧面形状塑形，且螺钉由前向后打入，不要将螺钉打入耻骨联合。笔者认为单钢板固定适用于单纯性耻骨联合分离，而双钢板固定则适用于骨盆骨折垂直移位者。对于耻骨联合分离较大者及前后环联合损伤者，耻骨联合锁定钢板已逐渐应用于临床。还可以在透视或导航下采用1～2枚空心螺钉交叉固定耻骨联合分离。

（2）耻骨支骨折的复位固定技术

①手术入路：髂腹股沟入路或改良 Stoppa 入路。

②体位：仰卧位。

③复位技术：暴露耻骨骨折端，以复位钳夹持，直视下复位。主要使耻骨上支复位，因为上支复位后，同侧下支对位大多满意。不必强求下支的解剖复位，只要骨盆环的连续性恢复，则不影响骨盆的力学传导和负重作用。

④固定技术：重建钢板固定耻骨支骨折，应精确塑形，要有足够的长度，以便每一骨折块都有螺钉固定，若钢板越过髂耻隆起外侧，则必须防止螺钉穿入髋关节。耻骨支粉碎骨折，尤其是游离耻骨支骨折，在固定时要跨耻骨联合固定，也可在透视或导航下

经皮打入空心螺钉固定耻骨上支骨折。

2.后环损伤的复位固定技术

（1）髂骨骨折的复位固定技术

①手术入路：骨盆前方入路或骨盆后方入路。

②体位：半俯卧位或"漂浮"体位。

③复位技术：骨折暴露后，在髂前上棘处安放 Schanz 螺钉，通过"T"形把手提拉、旋转使骨折复位；也可用尖端复位钳钳夹、提拉使骨折复位；对于移位明显的骨折，可借助顶棒，在骨折线两侧钻孔安放螺钉，再借助 Farabeuf 复位钳来夹闭、挤压使骨折复位。

④固定技术：包括空心螺钉固定、钢板固定以及螺钉和钢板联合固定3种方式。

空心螺钉固定：复位后，以克氏针临时固定，用3.5或4.0mm空心螺钉斜行固定并加压。

钢板固定：固定器械以重建钢板为主，因为髂骨中央部骨质非常薄，钢板放置应靠近髂嵴。

（2）骶髂关节脱位的前路复位固定

骶髂关节脱位根据不同的分类方法，可分为单侧脱位和双侧脱位，或者分为开书型和闭书型两型。治疗上应根据损伤的机制选择合适的治疗方法。如为开书型损伤可选择骶髂螺钉和前路钢板固定，如为闭书型损伤可选择骶髂螺钉、后路钢板和骶骨棒固定。

①手术入路：骶髂关节前方入路。

②体位：仰卧位。

③复位技术：骶髂关节显露清楚后，观察其脱位情况。大多数情况下髂骨向后、向上脱位，所以可采用屈髋轴向牵引患侧下肢，同时用持骨钳或尖头复位钳夹在髂前上棘处的内外侧面上；也可以在髂结节处沿髂骨翼方向打入 1 枚 Schanz 螺钉，借助螺钉或复位钳向上牵拉并内旋，使骶髂关节复位。一旦骶髂关节复位，应设法维持复位状态，并在关节两侧骶、髂骨上各打入 1 枚螺钉以 Farabeuf 钳或螺钉复位钳夹持以维持复位。

④固定技术：以钢板固定为主。

钢板固定：可选择两块 3.5mm 的动力加压钢板或是 4 孔重建钢板跨越骶髂关节进行固定。一般骶骨岬上只能放置 1 枚螺钉。将钢板塑形后，两块钢板相互交叉成 60 ~ 90°放置，全螺纹螺钉固定。螺钉应固定在髂骨后上方骨质致密的区域，这样会有良好的把持力。

我国学者应用骶髂前路蝶形钢板替代双钢板固定，简化了手术操作，提高了固定强度，获得了良好的临床效果。

（3）骶髂关节脱位后路内固定

①手术入路：后方入路，应根据骨折和固定情况选择。

②体位：俯卧位。

③复位技术：a.将 Weber 钳的一端放在骶骨正中棘上，另一端置于髂后柱上，钳夹

复位。b. 经坐骨大切迹、跨过骶髂关节安放尖端复位钳，安放复位钳时必须小心，经坐骨大切迹用手指进行钝性分离骶孔外侧的骶骨前方区。c. 将 Schanz 螺钉打入髂嵴用以牵拉复位，或在骶骨Ⅰ区、髂嵴或髂后柱上拧入螺钉，以复位钳钳夹复位。

④固定技术：包括骶髂螺钉固定、经髂骨棒固定以及骶骨后钢板固定 3 种方式。

骶髂螺钉固定：S_1 周围有很多重要的结构，所以螺钉的位置要求十分准确，应打入 S_1 的螺钉的理想位置。其入点在自髂嵴至坐骨大切迹连线中点的两边，在髂嵴前方约 1.5cm 处，并与之平行，进钉方向与髂骨表面垂直。随着微创技术和理念的发展，对于骶髂关节脱位，经皮微创内固定越来越受到骨科医师的重视，临床应用逐渐增多。

经髂骨棒固定：经髂骨棒有时也被称为"骶骨棒"。骶髂关节复位后，在髂后上棘附近以导针钻孔，经骶骨背侧打入对侧髂后上棘附近，然后在其下方 2 ~ 4cm 处再钻 1 对孔，第一根棒应放置在 L_5/S_1 椎间隙水平的 S_1 椎孔的近端，第二根棒则在 S_1 椎孔的远端，两根棒至少要相距 2cm。若合并骶骨Ⅱ区骨折时，不要对骶骨过度加压，以免损伤神经。

骶骨后钢板固定：在双侧髂骨后方各做一切口，剥离至髂后柱。可使用 3.5 或 4.5mm 的重建钢板，将其预弯塑形后，钝性分离骶骨后方肌肉形成筋膜下隧道，将钢板经隧道穿过，经骶骨后方向下到髂骨翼，两端以螺钉固定于髂骨翼上，其中 1 枚螺钉要打入髂骨翼剖面，长度要足够。可将锁定钢板塑形后使用，固定加压效果更佳。

（4）骶骨骨折的复位固定技术

①手术入路：纵行正中切口或骶髂关节横切口。

②体位：俯卧位。

③神经减压及复位技术：经手术入路切口显露后，利用椎板撑开器谨慎地牵开骨折线，检查并清理整条骨折线。根据术前 CT 检查结果来确定造成骶椎管狭窄的碎骨块位置，压迫骶神经的骨碎片要完全取出。仔细探查骶神经根至腹侧骶孔水平，操作应谨慎细致，避免损伤骶前静脉丛引起出血。对于移位的骨块，可用尖端复位钳夹持骨块，轻柔操作使其复位。

④固定技术：包括骶髂螺钉固定、骶后钢板固定、脊柱—骨盆内固定技术以及经髂骨棒固定 4 种方式。

骶髂螺钉固定：适用于骶骨Ⅰ区或Ⅱ区移位不严重且不伴有腰骶丛损伤的骨折，以及移位不严重的骶髂关节骨折脱位。该方法技术要求高且容易损伤邻近的血管神经，笔者所在医院采用导航系统辅助下置钉，获得了良好的临床效果。

骶后钢板固定：适用于各种类型的骶骨骨折。其优点是内固定的同时可做骶管减压。为适合骶骨后方的形态，可以把钢板预弯成"M"形，也可通过钢板螺孔，应用螺钉对移位的骶骨骨折进行复位，并增加固定的稳定性。

为加强骶骨骨折的稳定性，可在其下方加用横行钢板直接固定骶骨纵行骨折。有时骶骨骨折并非为单一骨折线，如纵行骨折伴有横行骨折时，可另外加用 1 枚钢板纵行固定。

脊柱 - 骨盆内固定术：即自腰椎固定至髂骨后区来获得稳定。适合于骶骨横行、"井""H""T"形等粉碎性骨折。对于伴有骶神经损伤的Ⅱ型或Ⅲ型骨折应先进行骶椎板切除、骶管减压、骶神经探查，在神经减压、骨折复位完成后，向两侧分离显露双侧髂嵴后区，分别置入椎弓根螺钉，在 L_4 和 L_5 的两侧椎弓根分别拧入两枚椎弓根螺钉，然后在双侧髂骨内各拧入1枚螺钉，采用标准的椎弓根内固定系统，插入连棒，根据骨折移位情况提升、固定钉棒。该固定系统可单侧固定，也可双侧同时固定。

经髂骨棒固定：经髂骨棒固定的适应证是移位不严重的骶骨骨折，但要同后路拉力螺钉合用，也适用于骶髂关节脱位、骶骨双侧骨折。

3.前后环联合复位固定技术

骨盆骨折前后环联合损伤，可为单侧损伤，也可为双侧同时损伤，其治疗原则均应采用前后联合固定。

（1）复位技术：前面已经详细介绍了骨盆前环及后环骨折的各种复位技术，在此不再详述，主要介绍骨盆骨折前后环损伤的联合固定技术。

（2）固定技术

①前路钢板技术：经前路 Pfannenstiel 切口延长切口和骶髂关节前切口，标准的内固定方式是前方入路采用重建钢板固定耻骨联合或耻骨支骨折及骶髂关节。

②前路钢板、后路钢板或骶骨棒技术：经前后联合切口，前环 Pfannenstiel 切口和后环骶髂关节后入路，前环采用重建钢板固定，后环采用重建钢板或骶骨棒固定。

③前路钢板、后路空心螺钉技术：骨盆前环采用重建钢板固定，后环采用骶髂螺钉固定。

④前后环螺钉固定技术：对某些无移位或移位较轻的双侧前后环骨盆骨折病例，可在导航系统辅助或透视下，以长螺钉经髓内固定耻骨支，以骶髂螺钉固定后环的骶髂关节脱位或骶骨Ⅰ、Ⅱ区骨折。

第二节　股骨近端骨折

一、股骨近端骨折的诊断

首先要看患者有无明显的外伤史，以及典型的临床症状，包括外伤后局部疼痛肿胀和功能障碍，有时髋外侧可见皮下瘀血瘀斑，远侧骨折端极度外旋，严重者可以达到外旋90°。

患者大多数为老年人，伤后髋部疼痛不能站立或行走，下肢短缩及外旋畸形明显。无移位的嵌插骨折或移位较少的稳定骨折，上述症状比较轻微。检查时可见患者转子升高，局部可见肿胀及瘀斑，局部压痛明显，叩其足跟，常引起患处的剧烈疼痛。

转子下骨折可为直接暴力或间接暴力所致，常与转子间骨折同时发生，或为转子间骨折延长劈裂的一部分。发病年龄存在两个高峰，第一个高峰是青壮年，多由交通事故以及高处坠落等高能量创伤引起，经常累及股骨干峡部，常合并其他器官系统的严重损伤；第二个高峰见于老年人，轻微的滑倒或跌倒，直接撞击股骨大转子，再加上沿着股骨干的轴向力作用以及肌肉的牵拉，导致各种类型的股骨转子下骨折。另外有长骨的病理性骨折中，约 1/2 骨折发生于股骨近端，一方面原因是全身代谢性骨疾病，如肾性骨营养不良、Paget 病等，另一方面是继发于其他部位的转移癌，最终确诊需要 X 线检查。X线检查需要照正位和侧位两个位置，有时虽经 X 线检查，仍不能明确诊断骨折的类型以及骨折块移位的程度，需要做 CT 检查来进行更进一步的明确诊断，并且根据详细的影像学检查，对骨折类型进行分类。

二、股骨近端骨折的分类

（一）转子间骨折的分型

临床上常用的有 Evans 和 AO 分型两大类。

1.Evans 分型

2.AO 分型

（二）转子下骨折的分型

1.Seinsheimer 分型

特点是强调重建股骨内侧皮质的支撑作用，将骨折分为 5 型。

（1）Ⅰ型：骨折无移位或骨折块移位 < 2mm。

（2）Ⅱ型：为二部分骨折，细分为 3 个亚型：

①Ⅱ A 型，二部分横断骨折。

②Ⅱ B 型，二部分螺旋形骨折，小转子位于近侧骨折块。

③Ⅱ C 型，二部分螺旋形骨折，小转子位于远侧骨折块。

（3）Ⅲ型：为三部分骨折，进一步分为两个亚型：

①Ⅲ A 型，三部分螺旋形骨折，小转子是第三部分骨折块，并下端带有不同长度尖的骨皮质。

②Ⅲ B 型，股骨近侧 1/3 的三部分螺旋形骨折，第三部是蝶形骨折块。

（4）Ⅳ型：骨折有 4 个或更多粉碎骨折块。

（5）Ⅴ型：系转子间—转子下骨折，包括任何延伸到大转子的转子下骨折。

2.Russell–Taylor 分型

根据骨折是否累及大转子和小转子进行分类：不累及大转子的为Ⅰ型，累及大转子的为Ⅱ型；不累及小转子的为 A 型，累及小转子的为 B 型。治疗上，转子区和小转子以下的骨折，可以用髓内钉安全固定，而近端延长到大转子区的骨折可以用滑动加压螺钉固定。

（1）Ⅰ A 型：骨折线从小转子以下到股骨干峡部，没有累及梨状窝，在这一区域可以存在任何程度的骨折粉碎。

（2）Ⅰ B 型：包括小转子区域的粉碎，骨折远端到股骨干峡部，但是骨折线没有累及梨状窝。

（3）Ⅱ A 型：骨折线从小转子到股骨干峡部，并累及梨状窝，但是不存在明显的骨折粉碎或小转子的主要骨折块，即内侧结构是稳定的。

（4）Ⅱ B 型：骨折累及大转子区域并伴行股骨内侧皮质明显粉碎，而小转子的连续性丧失。

三、股骨近端骨折的治疗

（一）概述

由于股骨转子部位的血液供应丰富，很少发生骨折不愈合或股骨头缺血坏死的情况。因此，既往在股骨转子间骨折的治疗上，常常采取保守治疗的方式。保守治疗以卧床和牵引为主，需要 14 周左右。由于股骨转子间骨折多为老年患者，多伴有骨质疏松和其他内科疾病，如果保守治疗，会因长期卧床而发生肺部感染、泌尿系统感染、深静脉血栓、褥疮等严重危及生命的并发症。现在多主张对有条件的患者，尽早施行手术内固定治疗，以利于患者早期活动，减少长期卧床造成的严重并发症。

（二）影响治疗效果的因素

尽管近年来内固定技术发展迅速，不断有各种新的内固定物出现，但该部位骨折的内固定治疗并发症仍然很高，尤其是不稳定的转子间和转子下骨折的治疗，已成为创伤骨科具有挑战性的问题之一。决定手术成败的关键，取决于以下 5 个方面：①骨的质量。②骨折的稳定性。③骨折复位的质量。④内固定物的选择。⑤内固定物放置的位置。

1.骨的质量

首先，骨的质量是由患者自身的条件决定的，在受伤之后，医生是无法干涉的。由于骨的质量差异很大，所以骨折后，患者的预后也有较大差异。骨质疏松的患者预后往往比较差。对于患者是否有骨质疏松，可以通过以下两个指标来判断：

（1）Singh 指数，如果这个指数 > 4 说明骨质疏松程度比较严重。

（2）骨密度，如果发现股骨颈骨密度 T 值 < - 2.5，说明患者有严重的骨质疏松，该患者的预后可能会比较差，内固定失败的概率也比较高。

对于骨质疏松的患者，通常需要采取药物治疗。首先通过骨内科的处理，针对骨质疏松性骨折的原因或者诱因，选择特异性的治疗，主要包括补充钙剂和维生素 D，使用鲑鱼降钙素或者双膦酸盐治疗。另外要保证摄入均衡的营养。

治疗骨质疏松的药物主要包括：

①钙剂，一般选用碳酸钙 600mg，每天 2 次口服。

②骨化三醇 500 国际单位，每天 1 次口服。

③在骨折的急性期选用鲑鱼降钙素肌内注射，每天 50×100 国际单位，持续用 4 周，之后再用鲑鱼降钙素鼻喷，每隔 1 天喷 1 次，持续 3 个月。通过抗骨质疏松的治疗，可以有效增强患者骨质的强度。

2. 骨折的稳定性

骨折的稳定性也决定了手术的成败。一般来说，骨折的稳定性取决于小转子的完整性，如果小转子部位发生骨折，说明是不稳定的骨折，今后出现并发症的可能性就比较大。另外，骨折的稳定性也受致伤的外力和方向的影响，致伤的外力大小和方向决定了骨折的类型。骨折类型越复杂，出现内固定失败的可能性越大。

3. 复位的质量

骨折越复杂也就意味着以后的并发症可能越多，对于复位的要求就越高。复位的质量也是影响手术效果的一个关键因素，如果不能达到满意的复位，仅仅把内固定装置安置上，那么这个手术最后必定是失败的。复位的一般方法是让患者仰卧于牵引床上，患肢要内收内旋，在 C 形臂或 G 形臂 X 线透视机监控下，先行闭合整复。在整复的时候一定要确定透视到标准的侧位，而不能是一个非标准的伪侧位。如果不能透视到标准的侧位，那么在术中置钉的时候钉子的位置很可能就会有偏离，有可能打入股骨颈以外。

对于常见的远端下沉问题，有以下几种解决的办法。

（1）首先最简单的办法是用一个拐杖类的支撑物，把患肢的远端向上顶起，从而达到复位的目的。

（2）也可以通过一个顶锥从股骨干的前方，顶压近端的骨折块使其达到复位。

（3）也可以通过一枚提拉钉在骨折的远端提拉，将下沉的远端向上提拉，以达到复位的目的。

（4）如果采取上述间接的方法还不能达到满意的复位，那么也可以采取骨折局部有限切开的方法进行复位。只要切开暴露骨折端，切口足够让复位器械放入即可，不必切很大的口子，从而达到保护血运的目的。这样通过器械复位，克氏针临时固定维持复位，然后再安置内固定物。

4.内固定物的选择

正确地选择内固定物也是手术成功的关键。目前对于股骨转子间骨折治疗，有很多的内固定方式。但是归结起来，不外乎髓外固定系统和髓内固定系统两种。髓外固定系统的典型是动力髋螺钉固定（DHS），而髓内固定的系统，有 γ 钉和 PFN 等。髓内系统和髓外系统的主要区别是髓外系统是偏心放置的系统，而髓内系统是中心放置的系统。因此，髓外系统所受的张力比髓内系统的大，且髓外系统作用力的力臂和力矩都比髓内系统的大。因此，从理论上来说，髓外系统相对髓内系统的失败率要高一点，尤其是在固定复杂骨折的时候。

内固定物要根据骨折的稳定性的选择。如果小转子出现骨折，这个骨折是一个不稳定的骨折；小转子没有出现骨折，这个骨折是一个稳定的骨折。对于稳定性的骨折，主要是 AO 分型的 A1 型骨折，选择髓内或者髓外固定都可以达到良好的手术效果。

5.内固定物放置的位置

内固定物放置的位置也是手术成败的关键。内固定物应该摆放在什么位置，首先取决于内固定的类型，是髓内系统还是髓外系统；另外也取决于手术者的手术技术。在放置髓内钉的时候要避免进钉点的失误，进钉点一般选择在大转子的尖部。在扩髓时应该避免进钉点偏外，造成髋内翻。有时患者比较胖，可以用 1 个血管钳的指环来向内推扩髓转的转杆，以防止扩髓偏外造成外侧骨皮质的缺损。

髋螺钉在股骨颈的位置也是非常重要的。理论上 DHS 的髋螺钉从正位和侧位上看，都要位于股骨头的中央，而并非股骨颈的中央。钉尖距是一个数值，它可以预测 DHS 髋螺钉的切出率，一般来说，钉尖距差 < 25mm 内固定的失败率就比较小，如果 > 25mm，失败的可能性就比较大。所谓的钉尖距指的是从正位和侧位两个位置上看，钉尖和股骨头中心之间距离的和。如果髋螺钉的位置放置不正确，很可能就会出现髋螺钉切出等严重的并发症，尤其是髋螺钉放置的位置偏上者最可能出现这个结果。对于髓内钉来说，髋螺钉从正位上看应该放置在股骨颈的中下 1/3，侧位上看在股骨颈的中央，因为这个部位的骨质是比较致密的，而股骨颈的上部骨质是比较疏松的，如果把螺钉放置在这个位置，就容易出现螺钉的切出。另外，髋螺钉的深度也是一个比较重要的因素。髋螺钉的尾部在放置时，要置于外侧骨皮质的外面，而不能埋在骨皮质下方，以避免髋螺钉失去骨皮质的支撑而导致内固定失败。

第三节　髋臼骨折

"髋臼骨折对于骨外科医师来说仍然是一个未解之谜"，Marvin Tile 在他的经典专著《骨盆与髋臼骨折》第三版中这样写道。确实，随着我国现代化及工业化进程的高速发展，工业建筑和交通事故以及各种自然灾害逐年增多，髋臼骨折的发生率较以往明显增加。造成髋臼骨折的高能量损伤可以是直接暴力，也可以是间接暴力，不仅会导致髋臼骨折移位，还可能导致髋臼以外部位的合并伤，同时这些合并伤可能危及生命，给治疗和处理带来困难。加之髋臼骨折由于其位置深、解剖结构复杂、骨折形态多变，长期以来其手术显露、复位及内固定对骨科医师都是一个巨大挑战。为了提高髋臼骨折的治疗水平，每一位专科医师都需要对髋臼骨折的规范治疗进行系统学习。对于髋臼骨折的治疗尚有不少争论，但无论保守治疗还是手术治疗，大部分学者提倡这样一个基本原则——要获得长期满意的疗效，关键在于股骨头和髋臼必须有良好对位。

一、髋臼骨折的诊断

（一）病史及临床表现

髋臼骨折一般由高能量暴力导致，如车祸伤或坠落伤等。机动车辆引发的交通事故是引起髋臼骨折的最重要因素，骨折类型取决于暴力的方向以及在碰撞发生时股骨头在髋臼中的位置。这种暴力通常作用于大转子、髋关节屈曲时的膝部、膝关节和髋关节伸直时的足部以及骨盆的后部4个部位。受伤时的负重情况和肌肉反应程度决定了初期骨折移位的程度。高能量损伤常会导致较大量的失血，常常合并其他脏器的损伤，对该类患者需行全面检查。对于下肢局部检查，可发现大转子或膝关节周围等部位有瘀斑、患肢表现为类似髋关节脱位的症状、缩短和旋转畸形。症状不明显或没有明显临床畸形的患者，大多数髋臼骨折能够在受伤初期X线检查所拍摄的骨盆前后位片上清楚地看到。髋关节的稳定性可以用于判断骨折的稳定程度，髋臼骨折时经常表现为髋部或腹股沟区疼痛。

（二）影像学诊断

影像学检查对骨折诊断、分类、制订手术方案都是必须的。骨盆前后位X线片应该作为骨盆创伤的一项常规检查，如果患者病情稳定也应该加拍Judet系列位片，即髂骨斜位和闭孔斜位片。髋臼骨折合并有髋臼和骨盆环损伤时应加拍骨盆上口位片和下口位片，但只有髋臼骨折时可以不拍。骨盆CT扫描可以反映髋臼骨折移位情况和压缩程度，还能确定是否有关节内骨折等其他信息。尽管如此，骨盆前后位片和Judet斜位X线片仍然是准确判断髋臼骨折分类的金标准。

1.髋臼骨折的X线表现

借助传统的X线检查，能全面显示髋臼的解剖结构，对髋臼骨折的诊断、分类及处理非常重要。一张单纯的骨盆前后位X线片只能初步诊断是否有髋臼骨折的存在，而不能对髋臼骨折做出准确的解剖学诊断。对于髋臼骨折，常规需拍摄3张X线平片，分别是：

骨盆前后位、闭孔斜位和髂骨斜位，统称为 Judet 系列位片。各个位置的 X 线片表现特点如下。

（1）骨盆前后位片：患者取仰卧位，X 线球管中心对准耻骨联合。在骨盆前后位 X 线片上，主要观察骨盆环的骨折以及少见的双侧髋臼骨折。

在此位置上，可看到以下 6 个重要标志：

①髂耻线，该线代表真骨盆上口前缘，该线中断表示前柱骨折。

②髂坐线，该线代表整个四边体后下边即后柱，该线中断表示后柱骨折。

③髋顶线，该线代表髋臼负重区，该线中断说明骨折累及髋臼负重区。

④髋臼前唇线，该线中断提示髋臼前缘或者前壁骨折。

⑤髋臼后唇线，该线代表髋臼后缘，如中断说明有后壁骨折。

⑥泪滴（"U"形线），由髋臼最下和最前面部分的边缘及四边体前方平坦部分的边缘构成，分为泪滴内支及泪滴外支，内支代表闭孔管及四边体前下面，外支代表髋臼前壁的上面，两者在前后位片上相互重叠，该线中断代表涉及四边体的骨折。

（2）闭孔斜位片：垫高患髋 45° 并调节球管位置，使其对准患侧髋关节。理想时，闭孔斜位片显示尾骨末端接近髋臼中心上方，由于髂骨旋转只能看见其侧面（就如同一把刀立起来只见其刀背一样），而坐骨和闭孔则显示很大。

闭孔斜位片主要显示以下结构：

①髋臼后唇线，此线中断说明有后壁骨折。

②髂耻线，该线中断表示前柱骨折。

③髋臼顶。

④耻骨上下支和闭孔。

（3）髂骨斜位片：患者健侧髋部抬高 45°，患侧半骨盆外旋，球管正对髂前上棘。标准的髂骨斜位片可见宽大的髂骨，而坐骨只能显示其侧面，闭孔极小或者看不见。

在髂骨斜位片上主要显示：①髋臼前唇和前壁，髋臼前缘在此位时显示清晰，避免与髋臼后缘线的重叠，该线中断提示髋臼前缘或者前壁骨折。②坐骨大切迹，该线中断表示后柱骨折。③坐骨棘和坐骨支。④髂骨翼，重点显露了髂翼、髂骨，可使该部位骨折充分显露。

2.Matta 顶弧角的测量及其意义

1986 年 Matta 利用 Judet 系列位片提出了顶弧角的概念，用以弥补 Letournel-Judet 分类时只说明骨折部位，并不能表示骨折粉碎程度的不足。Matta 顶弧角的测量是对 Letournel-Judet 分类的补充，测量的基础是 Judet 系列位片。测量的方法是首先找到髋臼的几何中心：在髋臼周边任两点作横切线，然后从两个切点分别画出切线的垂直线，两条垂直线的交点，就是髋臼的几何中心。正常情况下髋臼的几何中心与股骨头的中心位置是重合的。但当髋臼骨折时，股骨头向下、向盆腔内移位，导致两者分离。此时，髋臼中心应从残存的髋臼上部完整区取点测量，而不能以股骨头中心作为髋臼的几何中心。髋臼中心的垂线和其与髋臼骨折处连线的夹角称为顶弧角，即 Matta 角。在骨盆前后位片上，Matta 角称为内顶弧角，该角 > 30° 表明髋臼负重区完整，该角 < 30° 表明骨折侵及负重区，移位明显者建议手术治疗；在闭孔斜位片上，Matta 角称为前顶弧角，主要反映髋臼前部破坏情况；在髂骨斜位片上，Matta 角称为后顶弧角，主要反映髋臼后部破坏的情况。如果前顶弧角 < 40° 且后顶弧角 < 50°，则说明髋臼前部或后部臼顶负重区损伤严重，残存的臼顶不足以控制髋臼的稳定，建议手术治疗。

3. 髋臼骨折的 CT 诊断

髋臼骨折属于关节内骨折，要详细评价髋臼骨折情况，CT 检查必不可少，因为 X 线平片难以精确评估关节面损伤情况，尤其是髋臼顶骨折、四边体骨折、股骨头骨折及关节内游离体。

CT 扫描的范围一般从髂前上棘水平至坐骨结节水平，为了防止骨折小碎片的漏诊，扫描间隙要缩小至 2 ~ 3mm。

不同类型的骨折在 CT 片中有以下表现特征：

（1）横行骨折的 CT 特点是在髋臼顶稍下层面可以显示，而在髂前上棘至髋臼顶及髋臼窝以下水平面均无骨折表现，横行骨折在 CT 平扫上是纵行的贯穿前后柱的骨折线。

（2）前壁骨折中髋臼前方骨折线及移位情况可在 CT 髋臼层面被显示。

（3）前柱骨折：CT 在髂前上棘至闭孔的所有层面均可显示骨折线。

（4）后壁骨折：CT 显示骨折位于髋臼后缘，四边体内面一般不波及。由于骨折块往往向后上移位，在髋臼平面显示为后缘缺损表现。

（5）后柱骨折：CT 扫描自大切迹水平出现骨折线，髋臼水平可见骨折线涉及四边体后面。

（6）前柱伴后半横行骨折：在前上棘以上平面可见骨折线，髋臼平面可见骨折线涉及四边体，股骨头常有移位。

（7）"T" 形骨折：在髂前下棘以下平面可见骨折线，髋臼水平碎裂为 3 部分，前后柱均断裂。

（8）双柱骨折：在髂前上棘平面出现骨折线，髋臼水平可见骨折线将髋臼分为前后两部分，耻骨降支水平也有骨折。

（9）横行伴后壁骨折：骨折线局限于髋臼水平，下方部分往往内移，后壁亦有骨折。

（10）后柱伴后壁骨折：骨折线自坐骨大切迹处起至髋臼，向下延伸至坐骨结节。

4. 髋臼骨折的三维重建

应用计算机软件可以将 CT 原始数据重组转换成三维立体图像，这样便可以全角度反映骨折的整体形态，在电脑上可以 360° 旋转，全面观察骨盆髋臼骨折的形态。三维 CT 是髋臼骨折影像学诊断的重大飞跃，就显示骨折情况的清晰度及完整性而言，三维 CT 具有其他影像学无可比拟的优越性。而且，还可以利用软件从三维重建的影像中将股骨头移除，从而更直观地显示整个髋臼关节面的形态。

随着 3D 打印技术的发展与三维软件的衔接，可以导出处理好的原始数据进行三维打印。3D 打印技术可以制作等比例的实体模型，使观察诊断更直观；还可以模拟手术复位、预弯钢板等；另外还可以辅助制订手术方案，这在骨盆骨折畸形愈合矫正时制订术前计划尤其实用。

二、髋臼骨折的分类

髋臼骨折分类是理解骨折损伤的一个重要元素，也是手术计划的第一步。髋臼的三维解剖结构复杂，加上可能有多种损伤类型交集在一起，使得这类髋臼骨折的分类显得非常棘手。任何骨折的分类方式都要满足以下 4 个目的：①判断骨折的严重程度。②指导治疗方式的选择。③判断预后及便于结果比较。④便于学术交流。

关于髋臼骨折的分类方式有多种，目前国际普遍采用的髋臼骨折分类方式有 Letournel-Judet 分类和 AO 分型两种，其中 Letournel-Judet 分类方式更为常用。

Letournel-Judet 解剖分类分为简单骨折和复杂骨折两组，每组又分为 5 型，该分类方式是现在外科医生中使用最广泛的分类系统。Tile 在此基础上又提出了改良分类，将复合的骨折分为 A、B、C 三型，还充分体现了分类与手术入路和复位方案的关系。

（一）Letournel-Judet 分类

Letournel-Judet 分类系统经历了时间的考验，自从 1961 提出，1965 年经过部分修改后基本保持不变。该分类属解剖分类，将髋臼骨折分为两类，每类又分为 5 个亚型。第一类即简单骨折，只有一条主要的骨折线；第二类即复杂骨折，有两条或更多的主要骨折线。

1. 简单骨折

简单骨折是涉及 1 个柱或者 1 个壁的骨折，或者只有 1 条骨折线的骨折，共有 5 种骨折类型。

（1）后壁骨折：后壁骨折是髋臼骨折中最常见的骨折之一，发生率约为 17.2%，仅次于双柱骨折。常见的后壁骨折，往往合并髋关节后脱位，髋臼后关节面有不同程度的损伤破坏。骨折块的大小、后壁移位的程度以及压缩骨折都可以在前后位和 Judet 斜位片上看见；由于整个后柱未断裂，所以髂坐线可以是完整的。Anglen 等把髋臼内上方负重区塌陷的典型 X 线表现描述为"海鸥征"。臼顶上内侧如果塌陷，就会出现"海鸥征"。后壁骨折的髋臼稳定性取决于后壁骨折块的大小及其在负重区的位置，骨折块可位于后方、后上方或后下方。后上方的骨折块之所以特别重要是因为它涉及髋臼顶的负重区。骨折块的大小、是否粉碎及边缘压缩骨折的程度都会影响髋关节的稳定性和发生退行性关节炎的可能性，因此会影响到手术策略的决定。后壁骨折累及负重区越大，边缘压缩和粉碎程度越高，预后越不好。

（2）后柱骨折：后柱骨折在前后位片和髂骨斜位片上表现为髂坐线的断裂。单独的后柱骨折非常少见，Letournel 报道在髋臼骨折中只占 3% 左右。尽管如此，识别后柱骨折也是很重要的，因为典型的后柱骨折会将完整的后柱分离，骨折线最高从坐骨大切迹的角开始，向下经过髋臼后壁，纵穿髋臼窝底，最后到达耻、坐骨支。

（3）前壁骨折：相对于后壁骨折，直到 1968 年才将前壁骨折列为一个单独的骨折类型来描述。此类骨折发生率极低，仅占髋臼骨折的 1.7% 左右。前壁骨折是仅涉及髋臼前柱的中间而累及前关节面的一种骨折，但耻骨支是完整的。

（4）前柱骨折：根据骨折线波及的范围可以分为低位骨折和高位骨折，高位起自髂嵴，低位起于髂前下棘，累及髋臼前半，延及耻骨支。X 线表现为髂耻线中断移位，闭孔斜位片更加清楚，显示为耻骨支断裂和移位。

（5）横行骨折：1 条横行的骨折线把髋骨分成上下两部分，而断裂的髋臼柱上下两部分都保持完整。此类骨折约占髋臼骨折的 8.2%。前唇线、髂耻线和髂坐线中断，后壁也常受累。尽管横行骨折累及双柱，但只有单一骨折线且前后柱之间本身没有分离，因此横行骨折不算是双柱骨折，被归于简单骨折。

横行骨折的骨折线可在髋臼的任何水平位置：

①高位型，骨折线在髋臼顶水平。

②臼缘型，骨折线通过髋臼窝和臼顶的交界处。

③低位型，骨折线经过髋臼负重区的下方。

横行骨折中闭孔是完整的。骨折线不仅能与水平线成任何角度的倾斜甚至是垂直，还可以起自髋臼的后下方、前柱的上部，反之亦然。股骨头移位的程度可从很小到完全的中心性脱位。骨质疏松患者发生横行骨折时经常合并股骨头中心性脱位，因为四边体的粉碎性骨折的移位程度是影响预后的重要因素，特别是在高能量损伤中尤为突出。

2. 复杂骨折

由两个及以上的简单骨折组合起来的骨折称为复杂骨折，一般包括 5 个类型。

（1）"T" 形骨折：如果髋臼仅有 1 条横行骨折线和与之垂直的纵行骨折线构成，称为 "T" 形骨折。此类骨折约占髋臼骨折的 9.8%。其实就是在横行骨折基础上，再由 1 条垂直骨折线将横行骨折的远端分为两部分。X 线表现为前唇线、髂耻线和髂坐线中断，闭孔环破裂。

（2）后柱伴后壁骨折：此类骨折是在后壁骨折的基础上伴有后柱骨折，包括两部分：一部分为髋臼后壁骨折，后壁在一处或者多处骨折，骨折可累及髋臼边缘，后壁骨折多伴髋关节后脱位；另一部分为后柱骨折，后柱骨折可以是不完全的，骨折常无明显移位。此类骨折约占髋臼骨折的 5.5%。

（3）横行伴后壁骨折：横行伴后壁骨折是在横行骨折的基础上伴有后壁骨折。此类骨折约占髋臼骨折的14.6%，发生率仅次于后壁骨折，排在所有髋臼骨折类型的第二位。

横行伴后壁骨折是常见的髋臼复杂骨折，表现为髋臼后缘的节段性中断，髂坐线和髂耻线中断，闭孔通常是完整的。横行伴后壁骨折通常由高能量损伤引起，并发症发生率很高且很常见。坐骨神经损伤和股骨头的缺血性坏死是具有破坏性的并发症，可以导致无法逆转的继发性损伤。部分横行骨折或许在最初的X线片上没有发现移位，但如果在固定后壁骨折时髋臼没有获得固定的话，发生继发移位的危险性就很大。

（4）前柱伴后半横行骨折：此种复杂骨折是指在前壁骨折和前柱骨折的基础上伴有1个横行的后柱骨折。在此型骨折中，强调前方骨折的严重程度大于后方，前柱骨折范围通常很高且粉碎，或者前方为前壁骨折，后方为相对低位的横行骨折，仍有一部分未骨折的髋臼顶和主骨相连。此类骨折约占髋臼骨折的7.1%。

（5）双柱骨折：该型骨折发生率，可达20%左右，是发生率最高的髋臼骨折。相对其他累及前柱和后柱复杂骨折而言，双柱骨折是独具特色的。双柱骨折中关节面完全与后部髂骨分离，而后部髂骨仍然和中轴骨相连。随着关节面骨折块的中心性移位，髂骨未被累及的这部分在闭孔斜位片上呈"马刺征"。双柱骨折时可认为是漂浮的髋关节或髋臼关节面完全分离，主骨上已没有任何的关节面。

（二）AO 分型

Tile 的 AO 分型是对 Letournel 分类的改良，试图做到适应各种骨折类型使之成为通用的分类方法。AO 分型将骨折分为 A、B、C 三型，每型再分为 1、2、3 三组，每组又进一步分出亚组。在 AO 通用分类系统，骨折根据解剖位置和形态赋予希腊数值码，髋臼骨折的数值码为 62。因此每个骨折都有单一的标记符，方便数据录入和统计分类。62-A 型，单一柱或壁的骨折；62-B 型，骨折累及双柱，骨折线是横行的，仍有部分骶髂关节面保持完整；62-C 型，即 Letournel-Judet 分类的双柱骨折，髋臼关节面与主骨完全分离。

三、髋臼骨折的治疗原则

既往髋臼骨折多采取保守治疗，但随着髋臼骨折治疗经验的不断积累，手术效果也在不断提高。髋臼骨折治疗方法的选择有时仍然是很困难的，因为无论是非手术治疗还是手术治疗，不同学者对其疗效评价各异，目前常用的 D'Aubigne 评分法有较大的主观性，而且不够全面。

在决定采取何种治疗方案前，我们需对患者病情及医疗条件做出评估。包括：①患者的一般情况，如患者年龄、职业、骨骼质量、既往和现在身体状况、是否有严重合并伤等。②髋臼损伤特点，如骨折类型（结合术前 X 线及 CT 检查对骨折仔细评估）、皮肤软组织条件、神经血管情况、患肢功能等。③医疗团队及医院条件，髋臼骨折治疗难度较大，如考虑手术治疗，手术只能由具有丰富经验的医生或专科医生来完成，同时需有经验丰富的医疗团队及良好的医疗条件。G.F.Zinghi 在《骨盆与髋臼骨折》一书中曾写道：将此类骨折患者交给有大量病例经验的专家进行处理，如果每年处理此类患者少于 5 例，很难有好效果。

髋臼骨折作为关节内骨折，无论是保守治疗还是手术治疗，均应尽量采取措施复位关节内骨折块，使头臼匹配。如果患者适宜手术治疗，AO 关节内骨折的治疗原则同样适用于髋臼骨折，即解剖复位、坚强内固定。如果患者不适宜手术，也要采取办法尽量使关节面骨折块复位和维持复位。所以，对髋臼骨折选择手术治疗还是非手术治疗，要全面权衡利弊。如果决定手术治疗，要考虑手术能否给患者带来益处，同时术前要全面查体，仔细、反复阅片并根据患者具体情况，做出治疗规划，从而选择正确的治疗方法。

（一）早期评估和处理原则

任何创伤患者的早期处理原则都应该遵循高级创伤生命维持的指导方针（ATLS）。虽然髋臼骨折在没有同时合并骨盆环骨折时很少出现威胁生命的大出血，但任何血流动力学不稳定的患者都必须主动地按照 ATLS 原则来观测和处理。对于突发的力学稳定的髋臼骨折患者，没有使用外固定来控制出血或维持骨折复位的指征。虽然动脉损伤很少见到，但仍有动脉血管损伤的病例报道。双柱骨折联合移位引起髂内动脉损伤已有文献报道，前柱骨折的牵拉伤可导致股静脉和髂股动脉的损伤，横过坐骨大切迹的骨折损伤动脉的风险更大，至少有一篇研究表明，增强 CT 扫描的图像能够高度预测是否需要进行血管造影检查。如果有活动性出血而又找不到出血源的情况下，可考虑行动脉造影。动脉造影作为一种治疗手段能够发现出血的动脉并进行选择性栓塞；尽量避免非选择性栓塞动脉，因为闭塞某一动脉可能导致其所供养区域的软组织发生缺血性坏死。臀外展肌的血供主要来自臀上动脉，延长的手术入路如果损伤臀上动脉可导致外展肌皮瓣的血供中断；不过，供养臀外展肌群的还有旋股外侧动脉的升支和旋髂深动脉。一些学者认为，如果怀疑有动脉损伤，或者已经实施非选择性动脉栓塞，在决定实施髋臼延长的手术入路之前，首先应该进行动脉血管造影。髋臼骨折的治疗原则如下：

（1）及时诊断和处理可能危及生命的器官损伤。

（2）开放性骨折或髋关节脱位难以手法复位者应急诊手术。

（3）无须急诊手术者早期应行骨牵引。

（4）争取在伤后 3～7 天内手术，最迟不超过 3 周。

（5）恢复完美的解剖结构。

（二）非手术治疗的原则

1.非手术治疗的适应证

（1）自身因素

①老年患者、伴有严重内科疾病和全身多系统损伤的患者以及难以耐受手术的患者，均应考虑行非手术治疗。但是单一的年龄因素并不是手术治疗的绝对禁忌证。

②根据 Letournel 的经验，髋骨的骨质疏松是重要的手术禁忌证。严重的骨质疏松会使骨折既得不到满意的复位，也未获得牢固的内固定，导致临床效果不佳。

③患侧伤前即存在骨性关节炎，势必会降低手术治疗髋臼骨折的疗效。但是早期的骨性关节炎并非手术禁忌证。

④对局部的感染应积极抗感染治疗，在治疗感染过程中，非手术治疗对髋臼骨折是必需的。

（2）骨折因素：髋关节稳定、头臼匹配良好的患者应行非手术治疗，有以下几种情况。

①无移位的髋臼骨折：但需通过影像学检查和应力试验评估骨折的稳定性，如骨折不稳定或关节易脱位则建议行手术治疗。

②较小移位的髋臼骨折：a.裂缝骨折或移位 < 3mm 的骨折。b.髋臼骨折在非牵引情况下，股骨头与髋臼顶对合良好。c.按 Matta 法测得前顶弧角、内顶弧角及后顶弧角均 > 45°，提示髋臼顶尚完整。d.在所有 CT 层面上，后壁至少有 50% 完整。e.有 10% 软骨下 CT 弧完整。以上情况通常采用非手术治疗，可牵引治疗。在非手术治疗期间必须定期拍摄床边 X 线片，密切观察骨折端的移位情况，一旦移位 > 3mm 且符合其他手术指征，应及时改手术治疗。牵引时间需要持续 8 ~ 12 周直到骨折愈合为止。

③低位前柱骨折：此类骨折通常只累及臼顶的最远端和前部，股骨头和髋臼顶的关系正常。骨折部可有 1 ~ 1.5cm 的移位，但不影响预后。如果仔细检查，则往往会发现此类骨折股骨头完全复位而且是稳定的，因此无须手术治疗。

④低位横行骨折：位于髋臼窝顶部以下的横行骨折并不破坏臼顶的主要部分，通常可通过手法复位获得头臼的良好匹配，并能通过牵引得以维持。多数学者认为，非常低的横行骨折，它们仅累及髋臼关节面的角，即使骨折有移位，也仅产生较少的头臼不对称，而且经过长期随访其预后是良好的。

⑤某些双柱骨折：双柱骨折有时可通过闭合复位的方法获得满意结果，虽然此类骨折在 X 线平片上看起来十分复杂，但骨折的移位主要在髂骨翼。如果髋臼关节面移位不大，这时可试行闭合复位获得股骨头和髋臼骨折片的继发性匹配（二次匹配），如果这种匹配在标准的 X 线平片、CT 扫描下能够确定，这种骨折就可以行非手术治疗。大部分患者 5 ~ 6 周基本愈合，按 D'Aubigne 评分其预后是良好的，尤其是老年患者。但是如果臼顶或后柱有较大的旋转或移位，由于骨折的移位和髋臼的狭窄，患者可逐渐丧失部分外旋功能，此类骨折仍须手术复位内固定。

⑥内壁骨折：业内对内壁骨折的治疗尚存争论，其往往是前柱、后柱或横行骨折的一部分。如髋臼顶保持良好的关节面，股骨头复位后内壁能随之复位，经牵引维持后可以获得满意效果，这在老年患者发生低能量创伤时更是如此。牵引时间一般为 8 ~ 12 周。老年人的髋臼内壁骨折不适宜行手术治疗，因为老年人的骨质疏松可能会导致内固定失败。如果年轻人的髋臼内壁骨折不能获得良好复位，当牵引去除后髋关节仍然不稳定，并影响臼顶的完整性，应考虑手术治疗。

2.非手术治疗的方法

（1）牵引：通常采用股骨髁上牵引，如膝关节韧带无损伤，也可考虑胫骨结节牵引，牵引重量以股骨头与髋臼不发生分离为宜。一般需持续牵引 6 ~ 8 周，其间定期复查 X 线观察骨折愈合情况及是否发生进一步移位。去除牵引后非负重下练习患肢髋膝关节功能，8 ~ 12 周复查，如骨折愈合良好，可考虑逐渐下地负重。

（2）康复锻炼：对于骨折无移位且稳定的患者，可早期被动活动，有限地和逐渐地负重。对于严重骨质疏松的老年患者或遭遇骨代谢疾病而没有合适的骨质进行内固定的患者应该考虑行早期的非手术治疗，单一的老年因素并不是非手术治疗的适应证，若干文献报道老年人的髋臼骨折行切开复位内固定治疗取得了良好的效果。通过无张力的显露进行髋臼骨折复位内固定，尤其是后壁骨折，如果患者完全按照要求做的话，在后期可以取得一个良好的关节功能效果。

对患者进行非手术治疗的决定通常要求患者经历一段卧床时期，有些需要进行骨牵引。骨牵引对一部分髋臼骨折复位是有用的，也可以允许关节轻微的运动，尤其是对于移位骨折伴有继发性关节匹配的患者。在某些病例中，通过挂拐杖或乘轮椅等方式进行早期活动是恰当的。在进行骨牵引的过程中要经常拍摄 X 线片，如果骨折移位或关节不匹配，就要考虑行手术治疗。若考虑手术治疗，手术应该在 21 天内进行，因为随着时间的推移，手术重建的效果将越来越差。

（三）手术治疗的原则

对于没有达到上述非手术治疗标准的所有髋臼骨折都应该考虑行手术治疗。髋臼骨折的手术技术要求很高，这类骨折的处理存在明显的学习曲线，因此这类手术只能由具有丰富经验的医生或专科培训医生来完成。髋臼骨折手术治疗的历史非常短暂，在 20 世纪 60 年代末之前，基本上都采用非手术处理，预后基本上都比较差。因为髋臼手术暴露及固定困难，建议手术治疗的文献鲜有出现。1964 年，Judet 建议对所有的髋臼骨折均应进行解剖复位及内固定手术，在此之后，外科处理变得更常见，不少文献都提示手术有助于取得良好的预后。

1.手术治疗的适应证及禁忌证

（1）手术治疗的适应证：手术治疗适应证包括患者因素，例如全身情况良好，没有严重的骨质疏松和严重的内科禁忌证；同样重要的是骨折因素，例如髋关节的稳定性、头臼匹配的情况等。

①关节内骨折移位 > 3mm。当骨折线累及髋臼顶负重区，即便骨折移位很小，髋关节亦可能处于不稳定状态。按 Matta 法测量前顶弧角、内顶弧角及后顶弧角均 < 45°，提示髋臼顶可能受累。而当前顶弧角 < 20°、内顶弧角或后顶弧角 < 30° 时，为手术治疗适应证。股骨头与髋臼对合不佳是影响髋臼骨折治疗效果的重要因素之一。通常在正位片上髋臼顶弧与股骨头的几何中心不重合时提示股骨头与髋臼对合不良。多数认为当髋臼顶弧与股骨头的几何中心间距离 > 3mm 时，即应手术治疗。关节腔内游离体是导致股骨头与髋臼对合不良的常见原因。在髋臼骨折合并股骨头脱位时，应先行闭合复位。如果行闭合复位失败或复位后坐骨神经损伤，须急诊行切开复位内固定治疗。

②后壁和（或）后柱骨折合并股骨头后脱位。髋臼后壁或后柱的大块骨折常伴有髋关节后脱位，若 CT 扫描显示骨折块占整个后壁的 40% 以上时，不论是简单骨折还是复杂骨折，该类骨折均属不稳定骨折，是手术治疗的绝对适应证。与其他关节相比，髋关节的稳定更多地依赖于髋臼的骨性阻挡作用，后壁和（或）后柱骨折合并股骨头后脱位的患者，即使股骨头复位，但由于缺少后部骨块的阻挡，股骨头仍有向后滑脱的倾向，髋关节仍然不稳定，这种情况在后柱骨折时更为明显。对这类骨折，只有手术治疗才能取得满意疗效，而非手术治疗不能恢复髋关节的稳定性，会形成向后的半脱位，从而导致髋关节的早期创伤性关节炎。

③其他尚存争论的手术适应证：a. 髋臼顶部移位 2 ~ 4mm 的骨折。b. 髋臼的残留部分有较多的移位，可能产生明显畸形的骨折。c. 边缘压缩骨折 > 5mm，特别是后壁。d. 后壁骨折超过 50% 的"稳定"的髋关节骨折。e. 需要早期活动的多发性创伤的髋臼骨折患者。f. 合并需要手术治疗的股骨颈或股骨头骨折。

④其他支持手术治疗的因素：a. 坐骨神经损伤，如果发生于复位或牵引中，必须进行神经和骨折块的探查。对于外伤当时发生的神经损伤是否进行手术治疗还没有明确的指征，除非合并髋关节的后脱位。在没有脱位和切开复位指征的情况下，可以对患者进行观察，如果没有恢复需二期探查和修复。b. 合并股骨骨折时，髋臼和股骨的合并损伤称为"浮髋损伤"。此类损伤无法进行有效的牵引，应该先对股骨骨折进行手术固定。但股骨内固定术后进行牵引将造成不良后果，所以髋臼骨折应尽早进行切开复位和内固定。c. 同侧膝关节损伤，如果膝关节需要手术治疗，牵引针不应该通过胫骨或股骨髁。对髋臼骨折进行手术固定有利于整个肢体进行早期康复和避免使用牵引。

（2）手术治疗的禁忌证

①患者全身情况不稳定或合并明显的骨质疏松。

②骨折粉碎严重，难以达到预定的治疗目标。

（3）急诊手术治疗的适应证

①不可复性脱位：如果在全麻和肌肉松弛的情况下股骨头仍不能复位，应该行早期切开复位。股骨头不能复位的常见的原因包括：a.关节内存在较大的骨折块。b.软组织嵌入。关节囊或髋臼唇可以被嵌压在关节内，股骨头也可以通过关节囊狭窄的裂口脱位。

②髋关节复位后不稳定：对于后脱位可采取外展、后伸和外旋位牵引；对于前方脱位应采取内旋、屈曲和内收牵引。有时即使在肢体牵引的情况下也不能使股骨头复位到髋臼内，在这种情况下，应该积极准备切开复位内固定，或是将患者转诊到可以紧急处理此情况的治疗中心。

③神经损伤加重：在闭合复位前坐骨神经损伤加重是紧急行闭合复位的指征，闭合复位后坐骨神经损伤加重是急诊手术切开复位的指征。有条件的最好使用神经监测仪。

④合并血管损伤：这是一种很少见的适应证，可见于累及前柱的髋臼骨折造成股动脉破裂。

⑤开放性骨折：髋臼开放性骨折十分少见，应按开放性骨折的治疗原则进行处理，包括清洗、清创和稳定。这种情况下，内固定只有在理想的条件下才能使用。因此，根据情况进行骨牵引、二期切开复位和内固定可能是首选的治疗方案。

2.手术前准备

骨盆髋臼骨折患者多为严重暴力损伤所致，并发症多，伤情严重。术前应进行常规检查以明确伤情，对于危及生命的伤情应当优先处理。术前影像学检查除常规使用正位片和 Judet 斜位片外，还需行 CT 三维重建以明确骨折类型、移位方向和程度。骨牵引主要用于不稳定的髋臼骨折，以避免股骨头因长时间点状受力而形成软骨坏死，对于不稳定的骨盆骨折则应避免行股骨牵引以免加重神经损伤。如没有禁忌，从患者入院即开始应用低分子肝素直到术后3周以避免深静脉血栓（DVT）的形成。除开放性损伤外，髋臼骨折一般不立即手术，Matta 等认为手术应在伤后 48 小时以后进行。只要患者全身情况允许，骨盆和髋臼骨折的手术应尽快进行，尽量不要超过1周。通常手术治疗在伤后 3～10 天内完成，如超过3周则已发展为陈旧性骨折，将增加手术难度并影响手术效果。术前留置尿管不仅可用于术中监测液体平衡，还可使膀胱容积缩小，便于保护膀胱和扩大手术视野。

患者入院后在等待手术治疗期间，不应被动地期待患者一般情况的好转，而应为手术治疗做好积极的准备工作。

（1）完善各项辅助检查，包括心、肺、肝、肾功能，血糖、血、尿常规及出凝血时间等。常规拍摄髋臼前后位片、闭孔斜位片和髂骨斜位片，应常规行 CT 扫描，如条件允许可行多方位、多角度 CT 三维重建，以便直观、形象地反映骨折情况，然后根据 X 线平片和 CT 片进行全面、仔细的分析，精心设计手术方案。术前应检查骨盆周围皮肤是否有伤口、瘀斑或皮下血肿等软组织损伤，还应仔细行神经系统检查。

（2）伤肢骨牵引，外伤后若无特殊情况可行骨牵引，可使肌肉韧带松弛，使术中复位易于成功，并可减少股骨软骨面的再损伤。但 AO 认为术前骨牵引好处有限，而且绝不要在股骨近端牵引。

（3）组织一组有经验的医生，许多骨科医生缺乏对髋臼骨折的充分认识，而髋臼骨折的切开复位手术又相当复杂，因此不但对手术者的技巧和经验有较高要求，也要求手术组配备合格的助手、护士和麻醉师。不具备手术条件的医院，应请求支援或将患者转院。

（4）使用透射线的手术台，便于术中行 C 臂透视或摄片以检查骨折复位及内固定情况。使用骨科手术台以利于肢体的放置，并通过牵引使股骨头与髋臼分开一定距离，方便复位和检查关节面。术中应使患者保持膝关节屈曲 45 ~ 60°，以防止坐骨神经受牵拉。

（5）由于手术时间长、创伤大、出血多，故所有患者均应术前预防性应用抗生素，一般于术前 12 小时静脉给予头孢菌素类抗生素，术后继续应用 7 天。

（6）准备充足的全血（1000 ~ 3000mL），术中使用自体血液回收装置。

（7）术前 1 ~ 2 小时，静脉输入生理盐水 1000 ~ 1500mL 以稀释血液，减少术中丢失全血的危险。

（8）术前消毒一般骨科器械和髋臼复位盒中的特殊器械。

（9）准备 C 形臂 X 线机和神经检测装置。

（10）Calder 等主张在术中采用诱发电位监护坐骨神经等。

四、髋臼骨折的手术方法进展

由于髋臼骨折属于关节内骨折，所以应按照关节内骨折的治疗原则，即解剖复位、牢靠固定、早期功能锻炼。然而，对髋臼骨折来说，要做到这几点很困难，主要由于髋臼的解剖结构及骨折类型复杂，且周围有众多血管神经及脏器使暴露困难，所以髋臼骨折的手术对术者的经验要求很高，要经过大量的实践，才能逐渐提高治疗水平。但是随着知识的不断普及、手术器械的改进以及影像技术的不断提高，使得髋臼骨折治疗的学习曲线在不断缩短。

髋臼骨折的手术治疗有以下几个要点：第一，要有髋臼骨折手术治疗的经验；第二，根据正确的骨折类型选择手术入路；第三，准确的复位及牢靠的固定；第四，专用的手术器械。

（一）髋臼骨折手术入路的选择

没有一个理想的手术入路适用于所有的髋臼骨折。由于髋臼的解剖特点，使其不同部位的暴露需要不同的入路，如果手术入路选择不当，则可能无法对骨折进行复位和固定。手术前要全面仔细地分析患者的 X 线片、CT 片及可能有的三维 CT 扫描图像，并在此基础上做出正确的分型。如果有条件，最好在一块髋骨上将所有的骨折线画出。通过这些全面的分析并结合术者对手术入路的掌握情况，最后再做出恰当的入路选择。

1.髋臼骨折的常用手术入路

（1）后方入路；

（2）前方入路；

（3）侧方入路：髂骨股骨入路、扩展的髂骨股骨入路；

（4）放射状入路；

（5）前后联合入路。

髂骨股骨入路仅适用于高位的前柱骨折，故很少使用。扩展的髂骨股骨入路，由于并发症很高，所以近些年也逐渐被前后联合入路所代替。放射状入路只有少数作者报告，未普及。前后联合入路是髂腹股沟入路和 Kocher-Langenbeck 入路的联合。所以，只要掌握前方的髂腹股沟入路和后方的 Kocher-Langenbeck 入路就可以治疗绝大多数髋臼骨折。

2.髋臼骨折手术入路的选择原则

由于 Lelournel 和 Judet 的骨折分型是基于解剖基础上，所以按照此分型进行手术入路选择。因此，髋臼骨折的正确分型对手术入路的选择非常重要。按照分型选择入路的原则如下：

（1）后壁、后柱、后柱伴后壁骨折，选择后方的 Kocher-Langenbeck 入路。

（2）前壁、前柱、前方伴后方半横行骨折，选择前方的髂腹股沟入路。

（3）大部分横行骨折选择后方的 Kocher-Langenbeck 入路，如果前柱骨折线高或者移位大时，则选择前方的髂腹股沟入路。

（4）大部分横行伴后壁骨折选择后方的 Kocher-Langenbeck 入路，如果前柱骨折线高或者移位大时，则选择前后联合入路。

（5）大部分"T"形骨折可选择后方的 Kocher-Lan-genbeck 入路，如果闭孔环骨折移位大、前后柱分离大时，则考虑选择前后联合入路。

（6）大部分新鲜的双柱骨折可选择髂腹股沟入路，如果后柱移位大或伴有后壁骨折，则选择前后联合入路。

以上这些只是一些基本原则，具体实践中还要灵活掌握，比如陈旧的骨折，采用单一的入路可能很难复位，此时要考虑选择前后联合入路。另外，术者的经验、患者的皮肤条件以及并发症等也是在选择入路时要考虑的因素。

3.选择前后联合入路的一些要点

选择前后联合入路有三种情况：一种是分期手术，即先做前方或后方，几天后再做另一侧；再一种是同一麻醉下，先做一侧，关闭好伤口后，再重新消毒做另一侧；最后一种情况是同一麻醉同一消毒下进行。我们讨论的是最后一种情况，有以下几个要点应该考虑：

（1）选择前后联合入路时，患者取侧卧位，前后术区同时消毒，因此又将此体位称为"漂浮体位"。最后铺完无菌单后，患者像活页一样可在仰卧位和俯卧位之间自由变换。

（2）对前后联合入路来说，最重要的是选择第一切口，即先前入路还是先后入路。一般原则是选择骨折移位大、粉碎程度严重的一侧作为第一切口，因为即使术前按照前后联合入路设计，但往往通过第一切口就能将对侧的骨折进行复位和固定，这样就不需要再做第二个切口，这会给患者带来很大益处。

（3）在第一个切口进行固定时，一定要考虑到对侧的骨折。选择合适的位置或合适长度的螺丝钉，以避免由于螺丝钉的位置或长度不合适而影响对侧骨折的复位。

（4）在变换体位时一定要确保无菌。每次由仰卧位变换为俯卧位或由俯卧位变换为仰卧位时，一定要和麻醉师及台下护士配合，必要时再加铺无菌单，确保无菌。

（5）两个切口同时关闭。切忌一侧做完后直接缝合伤口再做另一侧，须待两侧都复位固定完成后再一起关闭伤口。

（二）复位及固定技术

即使完全了解骨折的形态且选择了正确的手术入路，要使一个髋臼骨折获得解剖复位，对骨科医生来说仍然是一个很大的挑战。

髋臼骨折的复位根据不同骨折各不相同，一般来说有以下几个原则：

（1）重视术中牵引，不管多么复杂多么粉碎的骨折，首先要使股骨头处于正确的位置，也就是股骨头和髋臼顶对合关系正常，在此基础上再对壁和柱的骨折进行复位。牵引的方法有多种，国外多采用Judet的髋臼骨折手术床，可直接获得骨折端的牵引，在没有牵引床的情况下，可使用助手牵引或牵引架或器械进行牵引。

（2）髋臼骨折复位中，最困难也是最难掌握的是柱的旋转移位。纠正旋转移位可以采用骨盆复位钳，或用两枚螺丝钉的方法，也可用一枚Schanz钉拧入坐骨结节来控制旋转进行复位。判断旋转复位是否纠正，不能光看表面的皮质骨是否复位，还要用手指对看不见的骨折部位进行触摸，这样才能确保骨折获得完全复位。

（3）有些骨折类型要按顺序进行复位。如对于后柱伴后壁骨折，一定要先复位并固定后柱，然后再复位后壁；对于高位的前柱骨折（或双柱骨折中的高位前柱骨折），要从髂骨翼顶点开始复位，一步一步都要做到解剖复位，这样才可获得整个骨折的最终解剖复位。

（4）对于柱的游离骨折块一定要重视。如后柱中坐骨大切迹部位的骨折块或前柱髋臼顶上方坐骨支柱部位的骨折块等，这些骨折块一定要首先获得解剖复位，因为它们是维持柱的长度或判断复位的关键标志。

（5）对于有关节面压缩的骨折。这种情况多见于后壁骨折伴后脱位中，首先要将压缩的骨软骨块撬起，以股骨头为模板进行复位，然后对撬起后残留的缺损区进行植骨，最后再复位后壁骨折块。

有些骨折可能比较简单，很容易获得复位，有些骨折比较复杂，上面所提到的几点复位原则可能都要用到。总之，髋臼骨折的复位很难但又是治疗的关键，需要不断在实践中摸索和提高。

关于髋臼骨折的固定，也比其他部位的骨折要困难。对于后壁骨折，应避免单独使用螺丝钉固定，生物力学研究证实，单独螺丝钉固定的强度是有限的，不能承受髋关节术后功能锻炼所产生的负荷，所以要在螺丝钉固定的基础上再附加重建接骨板以维持固定。对于粉碎的后壁骨折（尤其是臼缘的骨折）有时还要附加弹性板。对于柱的骨折，要使用重建接骨板及（或）轴向的拉力螺丝钉固定，因为髋骨的解剖不规则，对接骨板的塑形技术要求很高，因此一定要使用配套的器械和专用的接骨板螺丝钉系统。

（三）微创技术在髋臼骨折手术中的应用

髋臼骨折手术的微创技术主要是指对一些特定骨折类型在导航下经皮螺丝钉固定。这些特定骨折主要是指没有明显移位的柱的骨折，或经闭合方法获得满意复位的骨折。由于髋臼骨折大多数都存在明显移位，且闭合方法很难获得复位，所以微创技术在髋臼骨折手术中的使用很少，这方面的技术还有待进一步研究。

第四节　股骨远端骨折

一、股骨远端骨折的分类

股骨髁上骨折根据受伤时的暴力方向及膝关节所处的位置可分为屈曲型和伸直型，以屈曲型较多见。屈曲型骨折的骨折线呈横行或短斜面形，骨折线从前下斜向后上，其远折端因受腓肠肌牵拉及关节囊紧缩而向后移位。近折端向前可损伤髌上囊及前面的皮肤，形成开放性骨折。伸直型骨折也分为横断及斜行两种，其斜面骨折线与屈曲型骨折相反，从后下至前上，远折端在前，近折端在后重叠移位。无论何种股骨远端骨折类型，只要骨折发生移位，均有刺伤股动脉的可能。

目前临床上最常用的股骨远端骨折分类为 AO/OTA 分型。

（1）A 型，关节外骨折，即股骨髁上骨折，有 3 个亚型。

（2）B 型，部分关节内骨折，单纯累及股骨髁部骨折，有 3 个亚型。

（3）C 型，关节内骨折，由股骨髁间骨折引起，也分 3 个亚型。

二、股骨远端骨折的应用解剖与损伤机制

股骨远端存在以下两个力学相对薄弱部位：

（1）骨干与骨端的移行部即干骺部。

（2）内、外髁的连接部，即髁间沟。

这两个部位的骨折即形成股骨髁上骨折和髁间骨折。股骨干的解剖轴与膝关节线形成 6～10° 的外翻角，维持这一力线关系有利于关节功能的发挥和保持。

导致股骨远端骨折的外力可为轴向、侧方或旋转，也可是各向力量的复合，这些力量可产生初始移位，但最重要的移位因素是肌肉的牵张力。当股骨远端发生骨折后，大腿肌群的收缩和张力使骨折短缩，并依据骨折部位与内收肌结节的关系出现骨折的内翻或外翻畸形。腓肠肌的牵张可使股骨远端后倾，若为髁间骨折，腓肠肌的两个头可分别牵拉内外髁使其发生分离和旋转。这些因素在骨折的复位、内固定的选择和放置时均应予以考虑。

三、股骨远端骨折的临床表现及诊断

一般患者都有外伤史，伤后大腿下段剧烈疼痛，膝关节活动障碍，局部肿胀压痛明显，有反常活动，患肢短缩畸形。有时患肢足背动脉搏动减弱或消失，足趾活动感觉障碍，需排除股动脉或坐骨神经损伤。X 线检查可明确诊断股骨髁上骨折，并可以根据骨折线分型；而 CT 平扫和重建则有利于对关节骨折的了解，尤其是对判断关节骨块的形态、位置和是否存在冠状面骨折线有帮助。当怀疑有膝关节软组织结构损伤时，可采用 MRI 检查。血管 B 超检查有助于判断有无股动脉损伤，若怀疑有股动脉损伤，应加强观察肢端的血液循环，也可动态行小腿血管 B 超检查，必要时行 DSA 检查。

四、股骨远端骨折的治疗

股骨髁上及髁间骨折的治疗历来较为困难，这些骨折常是不稳定的和粉碎性的，且多发生于老年患者或多发伤的患者，在 75 岁以上的女性和 15～24 岁男性人群发生率最高。由于这些骨折靠近膝关节，可能难以完全恢复膝关节的活动度和功能。在许多报告中，畸形愈合、不愈合及感染的发生率相对较高。对已行膝关节置换术的老年患者，其治疗可能更为复杂。

（一）非手术治疗

主要适用于无移位骨折、儿童骨折以及高龄患者无法承受手术者。可用长腿石膏管型屈膝 20～30° 固定 6 周开始锻炼膝关节活动功能。而对有移位的股骨髁上骨折、屈曲型骨折，可用股骨髁上牵引；伸直型骨折或累及关节的骨折，采用胫骨结节牵引。固定和牵引期间要注意和防止相关并发症的发生。

（二）手术治疗

手术的目的主要是恢复骨折端的稳定性、股骨的力线以及关节面的平整，并使膝关节尽早恢复活动功能，这就要求有良好的复位、足够坚强的固定以及尽量小的损伤。目前股骨髁上骨折手术内固定方式主要有髓外和髓内固定两大类。髓外固定的内置物主要有动力髁螺钉（DCS）、"L"形髁钢板、解剖钢板、解剖锁定钢板等；而髓内固定主要为逆行髓内钉。外固定架通常作为临时稳定骨折的方法，应用于软组织条件不佳、开放性骨折以及多发伤的处理中。髓内与髓外固定均可获得良好的稳定性，但髓内系统的力学性能更优。如何选择髓内或髓外固定，则应根据骨折类型、软组织状况、伴随损伤以及医疗技术条件等各方面因素考虑。只要能获得良好的复位、坚强的固定和微创的操作，何种内固定物并不重要。目前应用最广的为股骨远端解剖锁定钢板和逆行髓内钉。

1. 解剖锁定钢板

解剖锁定钢板具有与股骨远端相匹配的形态和角稳定的力学特性。在治疗股骨髁上骨折和简单的髁间骨折时，可经小切口置入钢板，而不显露和剥离干骺部骨折处的软组织，最大限度地保护骨折块的血供，有利于骨折的愈合。此种技术称为 MIPPO 技术（微创经皮钢板内固定技术）。手术操作时采用股骨撑开器或者外固定架以恢复骨折部位的长度及对线，而对于干骺端粉碎性骨折，不必试图将骨折碎块解剖复位。将钢板经小切口于肌肉下（骨膜外）插入，钢板近侧置于股骨的侧中线，钢板远端置于股骨髁侧面的前中1/3 处（股骨干侧轴线的延长线上），距关节面约 5mm；螺钉的方向应与关节面平行。

2. 逆行髓内钉

与钢板相比，髓内钉的中心固定和负荷分享型力学特点，使其具有更好的力学稳定性，在相对较简单股骨远端骨折（AO/OTA33-A 型、33-C1 型骨折）的治疗中更显优势。但对伴有关节骨折的股骨远端骨折的治疗，应首先复位固定关节骨折，再置入髓内钉。为减少钉尖处应力性骨折的风险，逆行髓内钉的近端钉尖以达小转子部为佳。

逆行髁上髓内钉也有潜在的缺点，关节内入口有可能引起膝关节僵硬和髌股关节问题，以及如果骨折部位感染则可导致化脓性膝关节炎，将严重损害膝关节。

3. 外固定架

外固定架大多情况下只是作为一种临时的骨折稳定方法用于股骨远端骨折的治疗。如开放性股骨远端骨折、局部软组织条件不佳、合并血管损伤、多发伤等不允许进行内固定者，偶尔外固定也可作为终极性固定治疗。当骨折累及关节时，外固定架应跨膝关节固定，以避免由于针道感染进而导致膝关节感染的危险。当外固定架作为临时固定方法而计划二期更换内固定时，应考虑外固定针放置的位置和时间。若二期更换的内固定为钢板，外固定针的放置应远离钢板的放置区，以减少感染的可能性。更换内固定的手术时机既要考虑时间因素，更须考虑针道及软组织状况。若针道无炎症和渗出，可在外固定架术后 2 周内拆除外固定架后同期更换内固定；若已超过 2 周，则须先拆除外固定，待针道愈合后再行更换，一般需等待 10 ~ 14 天；若外固定针道存在炎症和渗出，则必须先处理针道炎症，待感染控制、针道愈合后再更换。这种情况下，均应分期更换，且等候的时间需相应延长。

（三）手术入路

手术入路的选择应满足复位固定的需求，并尽量减少手术创伤。应综合考虑以下各方面因素：骨折类型、全身及局部软组织条件、医疗技术水平等。目前股骨远端手术入路包括前外侧（髌旁）入路、外侧入路、前内侧（髌旁）入路、Swashbuckler 入路、正中（倒打钉）入路，最常用的是前外侧（髌旁）和外侧入路。

1.前外侧（髌旁）入路

可较好地显露股骨髁关节面，适用于需进行关节骨折复位和固定的股骨远端骨折，如 33-C3 型骨折。

（1）体位：平卧位。膝下垫枕，使膝关节屈曲 30 ~ 40°，以减轻腓肠肌的牵拉力量，利于复位。

（2）显露：从胫骨结节外侧向近侧做 1 个长度 15 ~ 20cm 的皮肤切口，沿髌骨外侧 1 ~ 2cm 处切开髌旁支撑带（或关节囊），沿股外侧肌后缘将肌肉从股外侧间隔分开，此时可将髌骨牵向内侧，则可充分显露股骨髁关节面。

2.外侧入路

仅显露股骨髁外侧面而不切开关节囊，能满足钢板经皮插入和放置即可。适用于无须进行关节内骨折直接复位和固定的股骨远端骨折，如 33-A 型和部分 33-C1 型、33-C2 型骨折。

（1）体位：与前外侧入路相同。

（2）显露：以股骨外上髁为中心做 1 个长度约 5cm 的纵行切口，切开深筋膜（髂胫束），显露股骨髁外侧面；在股外侧肌深面钝性分离，为在肌肉下骨膜外置入钢板做准备。

3.正中（逆行髓内钉）入路屈膝 20°，自髌骨下极向胫骨结节做 1 个 2cm 纵行切口（正中），沿髌韧带内侧切开将髌腱向内侧牵开，或直接将髌腱切开向两侧牵开显露股骨髁间，进针点位于后交叉韧带附着点的前方或 X 线侧位像的 Blumensaat 线的顶点。

（四）术后处理

术后预防感染、抗凝及止痛等治疗与股骨干及髋部骨折相似，按常规进行。术后康复应根据患者状况、骨折类型、内固定种类和复位情况等综合考虑。如复位固定满意而又无骨质疏松等情况，术后 3 ~ 5 天后即可屈伸膝关节，但负重时间一般在 8~12 周以后。

（五）术后并发症

手术相关并发症包括复位不佳、术后感染、内置物激惹、骨折愈合障碍、内翻畸形、内置物断裂、膝关节粘连僵硬等。老年患者则更易发生全身并发症，尤其是深静脉血栓形成及肺栓塞，应予以重视。

第五节　胸腰椎骨折

一、概述

（一）胸腰椎骨折多是高能量损伤，其中 25% 合并神经损伤。

1.65% 车祸或高空坠落致伤。

2.35% 是运动伤或殴打致伤。

（二）胸腰椎骨折合并伤发生率为 68%，其中严重合并伤占 25%。

（三）近年来随着人口老龄化，骨质疏松相关的老年楔形压缩骨折有逐年上升趋势。

（四）治疗目的

纠正和防止畸形进展；恢复脊柱的稳定性；进行必要的神经减压；如果需要融合，在保证稳定性的前提下尽量选择少的节段进行融合。

二、应用解剖

（一）胸腰椎的三个功能区的概念

我们将脊柱分为胸椎功能区、胸腰段和腰椎功能区。

1.胸椎功能区

包含 T1 至 T10 水平脊柱的功能，该部位骨折的发生率相对较低。

（1）对于胸椎功能区，由于胸廓参与其构成，因此具有较强的稳定性。

①前方胸肋关节、侧方肋椎关节、后方呈叠瓦状排列的棘突和周围韧带及椎间盘增加了稳定性。

②该部位骨折发生率低，然而一旦骨折由于致伤暴力较大，骨折通常严重，累及椎体多，附件损伤也较多见。

（2）一旦发生骨折，合并神经损伤的概率高：胸椎椎管相对较为狭窄，脊髓与椎管的比例仅为 40%（在颈椎为 25%），除去硬膜囊等，缓冲空间甚少，特别是 T4～9 节段，椎管的矢状径、横径最小。

（3）一旦发生压缩性骨折，难以从后路撑开：由于胸椎横突与肋弓等解剖结构关系密切，以及胸廓的保护作用，后路撑开程度有限。

2.胸腰段

包含 T11、T12、L1、L2，50% 的胸腰椎骨折发生于此。

（1）胸腰段是脊柱应力传导、活动交界点。

①处于活动度很小的胸椎和活动性好的腰椎连接处，因此其所受的应力最大。

②胸腰段处于胸椎后凸和腰椎前凸两个生理弯曲交会处，是脊柱生物力学的一个转折点。

（2）容易合并脊髓或马尾神经损伤。

①文献报道，国人 55% 的脊髓圆锥止于腰椎体下缘水平，发生于水平的骨折，易合并脊髓圆锥损伤。

②根据神经损伤部位的水平，可能发生上神经元、下神经元或混合型的神经损伤，并提供定位依据。

3.腰椎功能区

包含 L_3～L_5，该部位骨折发生率相对较低。

（1）发生在该部位的骨折，非手术治疗较多。

多发生横突、棘突等附件骨折。

（2）神经损伤发生率低，多发生不完全神经损伤。

①该节段腰椎椎管宽大。

②在该节段椎管内通过的是马尾结构，其抗压性强。

（二）脊髓的血液供应

1.脊髓的血液供应主要来源 3 条血管：脊髓前正中动脉和两条脊髓背外侧动脉。

2.每一个椎体平面，都有一对节段动脉供应脊椎内外结构，在胸腰段根动脉多来自主动脉。节段动脉在椎间孔处分支，在椎管内硬膜外的疏松结缔组织中形成吻合网。因此，保证了结扎节段动脉后脊髓仍能得到较好的血液供应。除此以外，还有多条根动脉同前正中动脉等吻合，增加脊髓的血液供应。

3.Adamkiewicz 动脉是腰椎最大的供血动脉，通常位于 T9～11 平面，位于左侧，在手术中应当尽量予以保护。

4.T2～10 是脊髓供血的分水岭区域，其近端血供来自上胸椎的顺行血管，远端来自于 Adamkiewicz 动脉的逆行血供。加之 T4～9 椎管最窄，因此，此段血供最贫乏，是相对危险的区域，创伤或手术中干扰该段血液循环，有可能造成神经损伤。

5.临床常见到胸椎无骨折脱位性脊髓损伤，即与 Adamkiewicz 动脉受损，脊髓血供破坏后缺血坏死有关，表现为伤后立即瘫痪。儿童患者，该损伤后导致的瘫痪可出现在 2h ~ 4d，又称为迟缓性瘫痪。

6.椎体静脉：椎体周围静脉汇入中央静脉，自椎体后部中央的滋养孔穿出，汇入椎管内静脉丛。注意在手术中伤及此静脉，有可能导致出血。

（三）脊柱三柱的概念

由 Dennis Francis 首先提出。

1.前柱：前纵韧带、椎体前 1/2、前方的纤维环。

2.中柱：椎体后 1/2、后方的纤维环和后纵韧带。

3.后柱：由后方的骨和韧带复合体组成（椎板、棘突、棘上韧带、棘间韧带、关节囊、黄韧带）。

4.前柱、中柱、后柱分别承受 40%、30% 和 30% 的力。因此，累积双柱损伤被认为是不稳定的骨折。

（四）后方韧带复合体

在 Vaccaro 等提出的 TLICS 评分中，作为重要的一个项目。

1.其组成包括：棘上韧带、棘间韧带、后纵韧带、小关节囊、黄韧带。

2.后方骨和韧带复合体断裂最常发生于屈曲牵张性骨折和骨折移位损伤，但也可发生于部分爆裂骨折，偶发于单纯性压缩骨折中。在对后方的骨和韧带复合体完整性的评估中，MRI 检查是非常重要的。

（五）椎弓根通道的概念

椎弓根的直径和椎弓根同椎体的位置关系对于椎弓根螺钉内固定系统来说非常重要。
椎弓根的直径、角度从上胸椎到下腰椎逐渐变化。

1.水平宽度

总体来说呈现从上至下逐渐增加的趋势，最小直径位于 T_5。

2.垂直直径

总体来说腰椎大于胸椎，垂直直径最大的椎体是 T_{11}。

3.水平面上的倾斜角度

此角度决定了椎弓根螺钉的内聚角度。

（1）胸椎段越靠近近端，倾斜角度越大：从 T_1 的 27° 到 T_{11} 的 1°，该角度在 T_{12} 为 4°。

（2）腰椎段该角度从上至下重新增大，L_1 为 11°，至 L_5 增加至约 30°，但 L5 椎弓根粗大，容易置入椎弓根钉。

三、损伤机制

（一）胸腰椎骨折多数由高能量损伤导致

（二）受力模式

可以是压缩、分离、屈伸、扭曲和剪切等的单独或共同作用。

1. 轴向压缩

易导致胸腰段的爆裂骨折。

2. 屈曲

前方结构受到压力，后方结构受到张力。轻度受力可导致椎体压缩骨折，力量增加可以引起后方韧带复合体的断裂。

3. 侧方压缩

易导致侧方楔形压缩损伤。

4. 剪切

造成严重的韧带断裂、上位椎体和下位椎体的移位。

5. 伸展

造成关节突、椎板、棘突的骨折，伴有椎体前缘撕脱。

6. 屈曲分离

张力作用于脊柱，可造成椎间盘、韧带甚至骨结构的撕裂和撕脱，即 Chance 损伤。

7. 屈曲旋转

易导致后方关节突、关节囊和韧带的损伤，脊柱损伤严重。

四、骨折分型

（一）Dennis 分型

是一种基于患者 X 线表现的分类方式。

1. 脊柱的次要骨折

包括关节突骨折、横突骨折、棘突骨折和峡部骨折。

2. 脊柱的主要骨折

（1）压缩骨折

①指椎体前缘骨折，而中柱结构完好。

②通常为稳定性骨折。

③当椎体压缩超过 50%、成角 > 20°、多个相邻椎体压缩时为不稳定损伤。

④根据其终板累及的情况，可分为四型：A 型累及上下终板；B 型单独累及上终板；C 型单独累及下终板；D 型为上下椎板均完好，但椎体前缘骨皮质弯曲。

（2）爆裂骨折

①指椎体后壁（脊髓中柱）的破裂。

②累及后柱者为不稳定性骨折。

③可以分为 5 型：A 型为两个终板骨折；B 型为上终板骨折；C 型为下终板骨折；D 型为 A 型骨折伴旋转；E 型为侧方暴力导致，在 X 线正位片上表现为两侧不对称。

（3）屈曲分离骨折（Chance 骨折）

①以前柱作为支点，后柱和中柱在张力作用下断裂，前柱可有压缩性损伤。

②该型骨折多数患者没有神经症状。

③超过 50% 的患者合并有腹部损伤。

④该类型骨折为不稳定性骨折。

5）根据骨折线经过的结构，可分为四型。A 型经过椎体损伤累及单一节段；B 型经过韧带及间盘累及单一节段；C 型经过椎体累及双节段；D 型经过椎间盘累及双节段。

（4）骨折移位

①三柱都受到破坏，存在移位畸形。

②该类型骨折均为不稳定性骨折。

③神经损伤的发生率最高。

④可分为三型：A 型为屈曲—旋转损伤，B 型为剪切损伤，C 型为双侧小关节脱位。

（二）Denis 分型中不同损伤类型所累及的柱的范围

五、胸腰椎骨折的评估

（一）临床评估

1.病史采集

（1）了解受伤过程，判断损伤机制。

（2）是否同时伤及头部。

（3）受伤当时的意识状态和下肢活动情况。

2.全身检查

（1）排除复合伤：同时检查头、颈、胸、腹、骨盆以及四肢受伤的情况。

（2）视诊有无畸形、皮肤软组织挫伤、裂伤等。

（3）触诊有无台阶感、棘突间间隙增大，有无疼痛、压痛、叩痛。

（4）避免遗漏其他部位的骨折：尤其对下肢感觉障碍的患者，应注意检查双侧跟骨、胫腓骨、股骨颈、髋臼等部位的骨折，以防漏诊。

（5）警惕腹部挫伤淤血，提示 Chance 骨折的可能性较大，必须排除腹腔脏器损伤的可能，必要时行超声或 CT 检查。3.神经查体

（1）脊椎损伤节段有跳跃性存在的可能，为避免遗漏颈椎的损伤，神经查体时包括对颈髓功能的检查。

（2）感觉查体

①按皮神经分布节段检查痛觉、温觉、触觉。

②双侧对比、上下对比、远近端对比。

（3）运动查体

①评价肌力和关节运动的范围。

②各个关节的运动对应不同的节段。

（4）反射检查：包括膝腱反射、肛门反射、提睾肌反射、球海绵体肌反射、病理征以及鞍区回避等。

（5）ASIA 评分系统：详见颈椎骨折临床评估部分。

（二）影像学评估

1.X 线片

（1）包括胸、腰椎正侧位片。

（2）正位 X 线片：

①椎弓根间距增加提示椎体爆裂骨折向两侧移位。

②椎弓根轮廓模糊提示椎弓根破裂。

③脊柱侧弯畸形提示侧方压缩移位。

④两侧椎弓根影同棘突影位置不对称提示旋转移位。

（3）侧位 X 线片：

①椎体高度的丢失提示压缩骨折及爆裂骨折。

② Cobb 角的改变提示楔形压缩骨折。

③椎体后缘线破坏和椎间孔内高密度影提示椎管内存在骨块占位。

2.CT

（1）在多个层面上仔细评估骨质破坏的细节。

（2）轴位可评估爆裂骨折椎管内骨折块占位程度。

（3）矢状位重建可评估椎体脱位造成的椎管损伤。

（4）评价椎弓根、椎板、关节突和横突的最佳手段。

3.磁共振

（1）用于评估软组织的细节。

（2）T$_2$加权像及T$_2$加权脂肪像抑制序列可评价椎间盘突出、后方韧带复合体损伤、硬膜外血肿、脊髓水肿等损伤。

（三）稳定性评估

1.脊柱在正常生理负荷下失去椎体间的稳定性，导致神经损害，产生慢性疼痛或畸形，称为脊柱不稳。

2.评价胸椎、胸腰段、腰椎三个功能区的稳定性。

六、手术适应证

（一）治疗目的

1.避免进一步的神经损伤，为神经损伤的恢复创造条件。

2.确保脊柱长期稳定，如果可能，尽量减少融合的节段。

3.使患者能早期活动，避免制动带来的并发症。

4.减少急性和慢性疼痛。

（二）手术指征

1.胸腰椎损伤分类及损伤程度的评分系统（TLICS）

（1）该评分系统依据损伤的形态学改变、神经功能、后方韧带复合体三个方面评价胸腰椎损伤的严重程度，并可以指导治疗方案。

（2）TLICS 对于手术决策：

①保守治疗与手术治疗的决策：三项主要方面评分，取每项的最大值相加，TLICS 评分 < 3，可采用保守治疗；TLICS 评分 > 5，采取手术治疗；TLICS 评分 =4，处于间界状态，根据患者受伤情况、自身意愿、医生的倾向共同决定。

②手术入路的决策：对于椎体后壁骨块压迫神经导致的不完全性神经损伤，应从前入路彻底减压；对于后方韧带复合体损伤的患者，由于该结构修复能力差，应从后入路重建其稳定性；对于二者兼而有之的患者，可行前后联合入路。

③对于 TLICS 评分指导手术入路的意义，目前仍存在争议。

2.针对 Denis 分型中的各种骨折分别阐述其手术指征

（1）次要骨折：可采取非手术治疗，如佩戴胸腰骶支具。

（2）压缩骨折：①稳定压缩骨折大多可通过佩戴支具治疗。②不稳定压缩骨折，采取后入路切开复位内固定防止进行性后凸加重和神经损害等症状的发生。③经保守治疗效果不好，可选择椎体成形术。

（3）爆裂骨折：

①稳定的爆裂骨折可采取佩戴过伸型支具的治疗方式。

②不合并神经损伤的不稳定爆裂骨折。a. 当后凸畸形 > 25°，椎体高度丢失 > 50%，椎管内占位 > 40%时考虑手术，手术方式大多可以通过后入路行间接减压内固定术。b. 前方塌陷严重或者为陈旧性损伤，需行前入路手术，椎体次全切除，植骨或钛笼等支撑材。

③合并神经损伤的不稳定爆裂骨折。a. 通过前入路可以彻底地清除后突的骨块和椎间盘。b. 根据病情决定减压的节段，植入物多少，以及是否需要前、后联合入路固定等。

（4）Chance 骨折：

① DenisA 型，后凸畸形 < 15°，不伴有神经损伤可佩戴过伸支具治疗。

②经韧带的 Chance 骨折。a. 其愈合模式为瘢痕愈合。b. 由于愈合强度低，保守治疗通常失败。c. 通常采取后入路手术固定。d. 注意术前应行 MRI 评估椎间盘是否有突出。

（5）骨折移位：

①为高度不稳定骨折。

②常合并后方关节的交锁，因此采取后入路椎弓根螺钉固定。

③必要时选择前入路或前后联合入路。

（三）手术时机

1.脊髓损伤的手术时机目前仍存在争议。

2.大多数学者认为急诊减压术的指征是存在进行性的神经损伤。

3. 对于静止的不完全性脊髓损伤和完全性脊髓损伤，一派观点主张尽早手术，另一派观点主张延迟手术，即等待脊髓水肿消退后再行手术。但一般认为对于完全性脊髓损伤的患者，尽早手术可以缩短其住院时间。

4. 对于是否早期减压，应权衡早期减压对于神经功能恢复的潜在好处与患者全身情况、合并伤情况、医院的手术室及医师团队情况而定。

七、手术技术

（一）胸腰椎骨折后入路切开复位内固定术

1.体位与术前准备

（1）全麻，经鼻或经口气管插管。

（2）患者俯卧于可透视的手术床上，C 形臂或 CT 辅助术中透视。

（3）上胸及双髂前上棘平面垫枕，腹部悬空。

（4）肩关节外展不宜超过 90°，以免臂丛神经牵拉损伤。肘和腕关节加软垫保护，避免尺神经和正中神经等受压损伤。

（5）膝关节屈曲放置于软垫上以松弛坐骨神经。

（6）双足放松，足趾悬空。

2. 切口体表投影

术前透视定位病椎，以病椎棘突为中心，沿棘突连线做正中纵行切口。

3. 手术入路

（1）依次切开皮肤、皮下组织，显露出腰背筋膜和棘突。

（2）用电刀在一侧紧贴棘突锐性切开筋膜及棘突的骨膜，用骨膜剥离子紧贴棘突和椎板行骨膜下剥离，若可以清楚地观察到人字嵴的结构，可以将两侧骶棘肌向外侧分离至小关节外侧；否则应将两侧骶棘肌向外侧分离至横突。

（3）用自动牵开器将两侧骶棘肌牵开，显露椎板，注意自横突间穿出的节段血管比较丰富，应随时电凝止血。

（4）进一步清理棘突、椎板和小关节囊上残存的软组织。

4. 骨折复位及固定

（1）椎弓根螺钉进针点的选取：

①胸椎：入钉点位于过横突上棘的水平线，与上关节突外下边缘相交处。

②腰椎：a. 人字嵴法：在腰椎可以人字嵴顶点作为入钉点，此方法可以减少对横突的过分显露，减少创伤；b.Magerl 法：经横突中点的水平线和经关节突外侧缘的垂直线交点。

（2）椎弓根螺钉进针方向：

①在下胸椎（以 T10 为例）：在冠状面上，椎弓根螺钉置入方向与矢状线呈 1 ~ 10° 的夹角指向中央；在矢状面上，螺钉呈 10 ~ 20° 指向尾端。

②在腰椎椎弓根螺钉的内聚角度，上腰椎为 5 ~ 10°，第五腰椎增加到 15 ~ 20°。

（3）椎弓根螺钉的置入方法：以 Schanz 螺钉复位固定为例。

①在进针点使用椎弓根椎椎开或咬骨钳咬除骨皮质。

②用椎弓根探子，自进针点沿椎弓根通道向深处进入约 3cm，注意在不同的节段，内聚角度不同。

③用球头探子确定椎弓根侧壁完整，并且没有穿透前方皮质。

④沿钉道置入克氏针，C 形臂或 CT 下确认克氏针的位置、角度及所需长度。

⑤拔出克氏针，用 T 形手柄拧入 Schanz 螺钉。再次 C 形臂或 CT 下透视，侧位像确定螺钉是否穿透前方皮质，正位像确定螺钉是否跨越中线。

（4）骨折的复位方法

①椎体骨折的后入路复位，主要是撑开上下椎体。一方面椎体撑开可以绷紧后纵韧带，利用后纵韧带的整复力，复位向椎管内凸出的骨块；另一方面通过撑开还可以恢复椎体的高度。

②根据骨折的具体情况采用不同的复位方法：一是后壁完整的骨折。a. 使用空心套筒靠拢 Schanz 螺钉后端，恢复脊柱的前凸。b. 此时撑开椎体的旋转轴心在椎体后壁。c. 用空心套筒锁定螺母，固定 Schanz 螺钉和固定棒之间的夹角。d. 然后用持棒器或者 C 形环作为阻挡，使用撑开器撑开以恢复节段的正常高度，锁紧锁定螺栓。根据需要可以选择安装横联，增加稳定性。再次紧固所有的螺母后，用断棒器剪短多余的 Schanz 螺钉。二是后壁不完整的骨折复位。a. 由于受伤椎体后壁破损，不能作为撑开时的旋转中心，因此需要将旋转中心后移至固定棒上。b. 此时在固定棒上，放置 C 形环或者持棒器，距离固定夹约 5mm，可纠正大约 10° 的后凸畸形。c. 在复位脊柱的前凸时，固定夹互相靠近，可以将旋转中心从椎体后壁移到固定棒上。d. 用撑开器撑开，恢复节段高度，方法同前所述。三是 Chance 骨折的复位。a. 内置物发挥张力带的作用。b. 首先按前述方法恢复脊柱的前凸。c. 在棒上放置 C 形环。d. 用牵开器加压，轻度压缩后锁紧螺钉。四是术中 CT 在韧带整复过程中的优势。a. 医院手术室装备术中 CT，可以在术中扫描，观察后入路复位过程中韧带整复的效果，并动态了、量化评估突入椎管内骨块的占位解除程度。b. 在完成骨折复位后，术中进行 CT 扫描，可以精确评估骨块的韧带复位情况。因此，避免了术后 CT 扫描发现椎管占位未能恢复，而必须进行二次手术的概率；同理，术中 CT 扫描，也可以避免后入路本能复位椎管内凸入的骨块，直接采取了前后入路减压所带来的额外创伤。c. 如果撑开后，术中 CT 显示椎管内占位骨块不能解除，应果断进行前入路充分解压。d. 术中 CT 还可以三维观察椎弓根螺钉的方向和进针深度，并准确测量撑开的角度和椎体的高度。

5. 闭合切口

放置引流管，缝合腰背筋膜及皮下，丝线间断缝合或可吸收线皮内缝合，关闭手术切口。

6. 术后处理

（1）术后平卧 24h，定时翻身避免压撞。

（2）48h 拔除伤口引流。

（3）术后 4 ~ 6 周佩戴腰围下地活动。

（4）术后 12 ~ 18 个月，评估脊柱的稳定性，视情况拆除内固定。

（二）腰椎骨折前侧入路切开复位内固定术

1.体位及术前准备

（1）全麻，经口气管插管。

（2）右侧卧位，自左侧进入，可以避开肝脏和腔静脉对手术的影响。

（3）腰部置于手术台可折弯处，帮助增加第十二肋同髂嵴的距离，方便操作。

（4）腋下垫枕保护神经、血管不受卡压。

2.切口体表投影

根据病变椎体位置，切口位置略有不同。

3.手术入路

（1）沿皮肤切口依次切开皮下组织、筋膜、腹外斜肌、腹内斜肌、腹横肌和腹横筋膜等。

（2）辨认腹膜及腹膜外脂肪，将腹膜向前翻转，避免损伤腹膜。

（3）腰大肌是腹膜后间隙重要的解剖学标记，在其表面可以找到生殖股神经、输尿管等解剖结构。注意保护输尿管，将输尿管连同腹膜一起牵向前方。

（4）自腰椎上钝性分离腰大肌，向外牵开。暴露并结扎、切断受累节段的血管，显露椎体。

4.减压与固定

（1）用小的骨膜剥离子仔细解剖椎弓根，如需显露硬脊膜，可咬除椎弓根。

（2）沿血管神经束寻找椎间孔，分别分离上下椎间孔至病椎，切除病椎的上下椎间盘，用咬骨钳切除椎体至椎弓根末端。须探查上位椎间盘，防止破碎的骨块残留。

（3）为了彻底减压，可切开后纵韧带显露硬膜囊。注意不要损伤神经根。

（4）切除椎体后，可以使用侧方的钉棒系统、融合器、钛笼、自体植骨等方式重建脊柱前中柱的力学稳定性。

5.闭合切口

手术部位放置引流，并按解剖层次，逐层关闭切口。

6.术后处理

（1）可使用静脉镇痛泵。

（2）术后 2d 可佩戴支具活动。

（3）术后 2d 可拔出引流管。

（4）术后复查正侧位 X 线片。

第六节 肩胛骨骨折

一、概述

（一）肩胛骨骨折发生率

肩胛骨骨折发生的概率较低，占肩带损伤的3%~5%，占全身所有骨折的0.4%~1%。从高到低排列，肩胛骨骨折的发生率依次为：胛骨体部、肩胛颈、肩胛盂缘、肩胛盂、肩峰、肩胛冈和喙突骨折。约65%的肩胛骨骨折为混合型，即涉及肩胛骨多个解剖部位。

1.肩胛骨与胸比邻，11%~54%患者会发生肺挫伤，病情危重。严重肺挫伤患者应当尽早气管插管，维持正压通气。

2.11%~55%的肩胛骨骨折合并气胸。气胸可在受伤当时发生，也可以在受伤几天后延迟发生。特别是张力性气胸，处理不及时将导致死亡，应注意早期诊断，正确治疗。当患者在受伤后几天内突然出现喘憋症状，应该警惕气胸的发生。

3.肩胛骨骨折经常伴随同侧上肢和躯干损伤，如：肋骨骨折、锁骨骨折、胸骨骨折、肩关节周围骨折和脱位等。应当注意合并伤的诊断和处理，严防漏诊。

（二）Comolli's 征

是一种少见的肩胛部筋膜间室综合征。当肩胛骨骨折后肩胛部出现严重肿胀、剧烈疼痛时应当想到该并发症的发生。

1.表现为肩胛骨区域剧烈疼痛，呈三角形或肩胛骨形肿胀。

2.由于冈上肌和冈下肌表面筋膜缺乏韧性，肩胛骨周围的血肿和肿胀的软组织沿胸壁向四周蔓延，甚至向内突入胸廓。

3.Comolli's征一旦明确诊断，应尽早进行筋膜切开减压。

（三）旋转肩袖假性撕裂

临床表现与肩袖损伤相似。

1.肩胛骨骨折引起深部组织肿胀，由于肌肉内出血、肿胀，继之出现纤维化，肌肉收缩受到限制，导致肩关节功能减弱，甚至出现臂上举功能一过性丧失。旋转肩袖假性撕裂的临床表现与肩袖损伤相似，通常在几周内可自行恢复正常。

2.与肩袖撕裂伤不同，假性撕裂综合征的肿胀程度往往较重。MRI检查可以明确肌内出血或肩袖损伤情况，有助于二者之间的鉴别诊断。

（四）肩胛骨的肌肉夹板作用

1.肩胛骨周围有很多的肌肉包绕，血供丰富，骨折后愈合率非常高。

2.肩胛骨体部，后方有冈上肌、冈下肌附着，前方为肩胛下肌，形成肌肉夹板结构，利于维持骨折块的位置，并起到保护作用。

3.肩胛骨特殊的肌肉夹板结构和较高的骨折愈合率，决定了多数患者可以通过保守治疗获得较好的疗效，应该严格把握手术指征。

二、应用解剖

（一）盂肱关节

盂肱关节是肩胛带复合体的主要关节，由较大的肱骨头和较浅的关节盂组成。关节盂对肱骨头的有限覆盖导致了盂肱关节的内在不稳定性。从进化角度看，这种特殊的关节结构虽减少了关节的稳定性，却提高了盂肱关节最大的活动度。

（二）肩关节的稳定结构及其损伤

（1）将上肢同中轴骨相连，保证肩关节的稳定，是实现人类上肢复杂功能的生理学基础。这一功能是通过肩带结构实现的，肩带主要由肩胛骨、锁骨、盂肱关节、肩锁关节、胸锁关节以及周围的肌肉、韧带结构共同组成；其中肩胛骨与胸壁、锁骨与胸骨的连接是基础，然后通过肩部悬吊韧带复合体来完成整个功能。

（2）肩胛骨与胸壁的联系，以及肩胛胸壁分离：

①肩胛骨与胸壁的连接无骨性结构而是依靠3组肌肉：第一组，前锯肌；第二组，菱形肌、提肩胛肌；第三组，锁骨下肌和胸小肌。

②这三组肌肉并非将肩胛骨与下方胸壁垂直相连，而是类似于斜拉钢索，将肩胛骨稳定在胸壁表面，这样的结构赋予肩胛骨一定的活动能力，但也降低了肩胛骨的稳定性。

③肩胛胸壁分离损伤：是指创伤导致的肩胛骨同后胸壁分离的损伤，该损伤多由高能量引起的牵拉伤造成，合并血管、神经损伤的概率高，常为致死性的损伤。

（3）锁骨同胸骨的联系依靠肩胸关节和锁骨上附着的肌肉（具体内容详见锁骨骨折部分）。

（4）肩部悬吊韧带复合体(SSSC)：

①肩部悬吊韧带复合体由一环形结构与上下两个骨性突起共同组成：a.环形结构由喙突、喙锁韧带、锁骨远端、肩锁韧带、肩峰和关节盂组成。b.上方骨性突起包括中部1/3锁骨。c.下方骨性突起包括肩胛体最外侧和肩胛颈的最内侧连接部分。

②肩部悬吊韧带复合体是连接上肢和中轴骨的纽带，是维持上肢和中轴骨骼的稳定性的重要结构。

③SSSC损伤与浮肩损伤。一是肩部悬吊复合的环形结构中，单处撕裂或骨折，对肩部悬吊复合体的稳定性影响不大，治疗效果好。二是当超过两个以上的环形结构部位受到损伤时，环形结构的稳定性受到破坏，需要手术修复环形结构，否则会引起骨折的延迟愈合、上肢力量减弱以及其他远期并发症。三是浮肩损伤传统的定义是SSSC的两个骨性支柱结构的骨折导致盂肱关节同中轴骨失去联系。William等（2001年）将浮肩损伤定义为肩胛颈合并关节盂和盂肱关节失去同肩胛骨和中轴骨的骨性以及韧带连接。因此，以下三种情况可以被称为广义的浮肩损伤：a.肩胛骨解剖颈的骨折。b.肩胛骨外科颈骨折＋喙锁韧带断裂＋喙肩韧带断裂±肩锁韧带断裂。c.肩胛骨外科颈骨折＋锁骨骨折＋喙肩韧带断裂＋肩锁韧带断裂。

（三）肩胛骨骨折手术需要固定的区域

喙突、关节盂颈、肩胛冈基部、外侧缘。

1.肩胛骨外侧缘

（1）从肩胛下角向外上延伸、止于肩胛盂的颈部，是肩胛骨最厚的骨缘。

（2）该部位和颈部是骨折复位、钢板螺钉固定的最佳位置。

（3）肩胛骨体部薄、半透明，不易放置内固定物。

2.喙突

（1）肩胛颈向前突起的弯曲骨突，是重要的解剖标志。

（2）5个解剖结构的起始部，肱二头肌短头、喙肱肌、胸小肌、喙肩韧带、喙锁韧带与之相连。

3.肩胛盂

在肩峰下方，是一个梨形的盂窝，其上下径39mm、前后径29mm(下半部)。

（四）腋神经

1.腋神经走行于肩胛盂前，自肩胛盂下方绕行，穿过四边孔后，支配三角肌。

2.肩胛盂骨折经Judet入路固定肩胛颈、肩胛骨内侧缘过程中，在四边孔内侧的冈下肌、小圆肌间隙进行操作，如果错误地越过了肱三头肌，则可能损伤其前方腋神经，导致三角肌无力。

（五）肩胛上神经

1.肩胛上神经自肩胛上切迹走行至肩胛上窝，支配冈上肌，绕过冈盂切迹后支配冈下肌。

2.在通过Judet入路修复肩胛盂后缘及外侧缘的手术中，应当避免过度地向内分离损伤该神经，否则导致冈下肌丧失神经支配，臂外旋无力。

（六）肩关节外展运动的机制

肩关节是全身活动范围最大的关节，解剖结构复杂。肩部活动为多个关节的联合运动，只有充分理解了肩关节的复杂生物力学，才能更好地治疗肩关节疾病。

1.肩关节可以理解为一套复杂的杠杆机构，其运动不仅依靠盂肱关节，而是涉及肩锁关节、胸锁关节、肩胛胸壁关节的联合活动。

2.就外展运动而言，一套杠杆机制不仅需要力矩，还要有支点，保证相关结构在肩关节的运动中不出现位置的改变。

3.肩关节的外展分为三个阶段：

（1）第一阶段为 0 ~ 60° 外展：在此阶段，外展运动基本靠盂肱关节的活动完成，锁骨起吊臂作用。①支点：肱骨头与肩关节盂下部构成支点，肩袖收缩起到稳定支点的作用，二者缺一不可。a.关节盂：位于肩胛骨外侧，从外面观察是一个类似梨形的结构，其下唇比上唇更突出、宽大，在肩关节外展运动中起到重要的支点作用。b.肌肉收缩力向内侧的分量将肱骨头压向关节盂，起到防止下脱位的作用。c.经关节盂的骨折，关节盂下半常为游离骨块，经常伴随肱骨头半脱位。此时支点功能丧失，应当手术治疗。d.经肩胛颈的骨折，一旦移位超过10mm，或者角度改变超过45°，会导致肩袖运动的轨迹异常，也会影响支点的稳定作用。②力矩：三角肌收缩产生动力，肩关节以支点为轴完成肩外展活动，冈上肌收缩的水平分量对肩关节的外展起到辅助作用。

（2）第二阶段为 60 ~ 120° 外展：在盂肱关节到达 90° 以前，即可观察到肩胛骨的运动。二者协同运动，两个关节活动度的角度比值大约为 2：1，被称为肩胛节律。盂肱关节的活动至 90° 时大结节碰到关节盂上缘，盂肱关节发生扣锁。盂肱关节扣锁后，进一步外展运动主要靠胸锁关节、肩锁关节、肩胛胸壁关节的辅助运动完成。①支点：此时可将肩胛骨同肱骨理解为一个整体。a.在躯体前方，这一杠杆机构包含了肩锁关节、胸锁关节两个支点，在这个阶段，锁骨起到了支撑杆的作用，防止肩关节向内塌陷。b.在躯体后方，肩胛胸壁关节依靠周围肌肉的收缩稳定了肩胛骨。②力矩：斜方肌和前锯肌收缩产生的肌力完成肩关节外展活动。③当锁骨发生骨折时，不能提供外展的支点，因此需要相应的治疗。而当斜方肌或者前锯肌麻痹时，肩胛骨不能贴附于胸壁，出现"翼状肩胛"，同样会引起外展功能障碍。

（3）第三阶段为 120 ~ 180° 外展：盂肱关节、肩锁关节、胸锁关节协同活动可以提供150°的外展角度，剩余的30°，需要脊柱的弯曲形成代偿，而实际运动中在上臂外展达到150°以前，即可观察到脊柱的运动。如果双侧同时外展180°，则需要脊柱后伸代偿。

三、损伤机制

（一）直接暴力

高能量损伤，通常是打击或摔倒直接撞击肩部，导致肩胛体、肩峰、喙突骨折。

（二）间接暴力

作用于外展上肢的轴向负荷沿上肢传导致肩部损伤，如肩胛颈、关节盂、关节内骨折或撕脱性骨折。

四、骨折分型

（一）肩胛骨骨折分型

肩胛骨形态极不规则，各部位骨折的意义和治疗指征不同，很难进行一个全面的分类涵盖所有的骨折情况，因此多数学者倾向于按照解剖部位进行分型。

（二）关节盂内骨折（Ideberg 分型）

根据骨折及移位的方向分为五型，后由 Goss 补充了第Ⅵ型。

（三）肩峰骨折（Kuhn 分型）

该分类通过肩峰下间隙的改变，间接判断肩峰骨折移位的程度。肩峰骨折后，在三角肌等的牵拉下向下移位，影像学表现为肩峰间隙变小。

（四）喙突骨折（Ogawa 分型）

该分型的依据是发生在喙锁韧带近端的骨折，通常伴有肩锁关节脱位、锁骨骨折等 SSSC 组成部分的损伤。

（五）肩胛颈骨折

属于关节外骨折，分为两类。

1. Ⅰ型
骨折无移位。

2. Ⅱ型
骨折移位 > 1cm 或成角 > 45°。

五、肩胛骨骨折的评估

（一）临床评估

1.典型表现

健侧手扶托患肢处于内收位，肩关节活动受限，外展时疼痛明显加重。

2.全面评估气道、肺、血管及神经功能

（1）肺功能评估：非常重要

①危及生命的肺挫伤占肩胛骨骨折的11%～54%，需要气管插管、呼气末正压通气治疗。

②气胸可以在受伤当时发生，也可在受伤几天后延迟发生。

（2）血管

如果有上肢循环问题，立即行血管超声或造影检查，请血管外科会诊。

（3）神经

①5%～10%肩胛骨骨折合并臂丛神经损伤。

②多数患者因为疼痛不能进行运动评估，只能检查神经感觉支配区是否正常。

③需要准确记录腋神经支配区的感觉。

3.肩胛胸壁分离损伤

肩胛同胸壁之间的连接中断，其中94%合并神经损伤，88%合并血管损伤，由于其预后极差甚至威胁生命，要特别避免漏诊。

（1）该类损伤多由于高暴力拉拽患肢造成。

（2）即使患者局部皮肤完整，当出现肩部极度肿胀，上肢无脉，完全或部分的神经损伤，应留意该诊断，进一步通过X线片评估患侧肩胛是否有向外侧移位。

4.评估皮肤的完整性

直接棍棒打击肩部引起的骨折，骨折局部常有皮肤瘀斑。

5.对症处理

出现持续不能缓解或逐渐加重的疼痛，应高度怀疑肩胛骨筋膜间室综合征。

（二）影像学评估

1.正位

（1）肩关节正位像：肩关节检查的常用体位像。

（2）肩胛骨正位像：与矢状面呈35°角投照。

2.肩胛骨Y位像

与肩胛骨正位像呈90°投照。

3.腋位像

上肢轻度外展、前臂中立位投照，可以发现肩峰、关节盂边缘骨折。

4.Stryker notch 像

为喙突的正位像，拍摄时双肘屈曲，垂直向上，手抱于头后，管球对准喙突，向头侧倾斜 10° 投照，可清楚显示喙突骨折。

5.评估合并损伤

在正位 X 线片上观察到双侧肩胛骨同棘突距离不等，提示肩胛胸壁分离，若合并血管损伤，应行上肢动脉造影，检查是否合并锁骨下动脉、腋动脉断裂等损伤，晚期可行 MRI 检查判断臂丛神经损伤情况。

6.CT 扫描加三维重建

（1）对诊断关节盂或喙突骨折、判断肱骨头是否复位非常有帮助。

（2）CT 可以发现合并损伤，特别是关节盂关节内骨折，而该类型骨折 X 线片多不能诊断。

7.胸部正位像

必须进行，以排除气胸。

六、手术指征及目的

（一）手术指征

大多数肩胛骨骨折经保守治疗及功能锻炼均可获得愈合和良好的功能，因此应该严格把握手术指征。

1.肩胛胸壁分离损伤

具有急诊手术指征，应急诊修复断裂的血管，探查神经损伤情况，手术稳定肩带结构。

2.肩胛盂骨折

累及盂肱关节，为关节内骨折。

（1）关节面台阶 > 4mm。

（2）关节面分离 > 10mm。

（3）前方骨折块大于肩胛盂的 1/4，或后方骨折块大于肩胛盂的 1/3。

（4）伴随肱骨头的移位或者半脱位。

3.肩胛颈骨折

（1）移位 > 10mm 和成角 > 45° 时，选择手术治疗，于肩胛骨外侧缘和（或）肩胛冈下放置重建钢板，固定骨折。

（2）对于浮肩损伤的治疗方案，目前仍存在争议，由于样本量较小等因素，在不同的研究里，采用了保守治疗、仅固定锁骨骨折或同时固定锁骨及肩胛颈的策略，均取得较好的疗效。我们的经验还是倾向于同时固定肩胛颈和锁骨骨折，可以恢复SSSC的结构，获得早期的功能锻炼，利于患肢功能恢复。

4.肩胛骨骨性突起的骨折

对于肩胛骨骨性突起的骨折，多采用保守治疗。

（1）喙突骨折：多采用保守治疗，除非骨折阻碍了肱骨头的复位，或者由于周围的组织刺激导致临床症状。

（2）肩峰骨折：根据Kuhn分型，其中Ⅰ型、Ⅱ型可采取保守治疗，Ⅲ型由于肩峰下间隙变窄，有可能造成肩峰撞击症，因此需要采取手术治疗。

（二）手术目的

1.关节内骨折

（1）恢复关节盂面的平整。

（2）恢复肩关节的生物力学稳定性。

（3）恢复肩上部悬吊韧带的稳定性。

2.关节外骨折

（1）恢复肩胛颈及肩胛冈外侧缘的外形以维持肩胛体的稳定。

（2）最大限度地恢复肩胛体的自然形态。

七、手术技术

一是三角肌胸大肌间沟入路：适于关节盂前缘、累及上部关节盂的喙突骨折、Ⅲ型关节盂骨折。二是Judet入路：适于关节盂后缘、关节盂颈部和关节盂其余部位骨折。三是前后联合入路：关节盂前缘骨折合并肩胛颈、肩胛骨体部骨折。

（一）肩胛盂前缘骨折、喙突骨折三角肌胸大肌间沟入路切开复位内固定术

1.体位及术前准备

全麻：患者取沙滩椅位，在伤侧肩下垫毛巾卷，使患肩推向前方；C形臂术中辅助透视。

2.切口体表投影

在体表标记锁骨远端、肩峰、喙突的位置，触摸三角肌、胸大肌间沟，画出皮肤切口标记线，沿此线做切口，中心位于盂肱关节。

3.手术技巧

（1）手术入路：

①切开皮肤、皮下组织，向深部分离至三角肌、胸大肌间隔。

②在肌间隔内找到头静脉，在其内侧切开胸锁筋膜，将头静脉和三角肌一起向外侧

牵开，保护在肌皮瓣内。

③继续分离三角肌、胸大肌间隔到胸锁筋膜，此筋膜覆盖喙肱肌和肩胛下肌肌腱。

④切开筋膜上下放置拉钩，外旋肱骨使肩胛下肌产生张力，找到肩胛下肌附着点（肱骨小结节）。

⑤在肩胛下肌止点外1cm处切断肩胛下肌肌腱，丝线标记肩胛下肌，将其断端牵向内侧；注意腋神经在肩胛下肌肌腱下方走行，在肱骨外旋（上臂极度旋后）时，腋神经远离肩胛下肌下端游离缘。

⑥注意保护旋肱前血管和腋神经（旋肱前血管在肩胛下肌下缘，血管束的下方是腋神经）。喙突是重要的解剖学标记，如同灯塔一般，其外侧为安全的区域，内侧为危险区域，走行着臂丛神经、腋动静脉等重要结构，在其内部操作，容易损伤重要的结构。

⑦在关节盂唇外侧纵行切开关节囊，丝线标记，显露关节盂前方骨折。

（2）骨折的复位和固定：

①关节盂前下缘骨折的复位和固定：a.冲洗关节腔，在直视下，从关节外复位骨折块，观察骨块获得解剖复位。b.用克氏针临时固定，根据骨折块的大小和粉碎程度，在盂的前下缘用微小的支撑钢板固定（螺钉直径可以选择2.0～3.5mm）或空心螺钉固定（3.0mm）。c.对于粉碎性、难以复位的骨折块，可采取清理关节腔后，根据所缺的骨块大小，取髂骨进行自体移植，同样应用螺钉或微型钢板固定。

②喙突骨折的复位和固定：a.对于Ogawa Ⅱ型的喙突骨折，根据其骨折块大小，处理方式不同，骨折块足够应用螺钉内固定者，可采取经骨块的3.5mm拉力螺钉固定；对于粉碎性的骨折，可以去除联合腱附着的骨块，将联合腱末端与剩余的喙突缝合固定。b.对于Ogawa Ⅰ型的喙突骨折，可以经骨折块行拉力螺钉内固定。

（3）切口的关闭：用2号编织线关闭关节囊缝合肩胛下肌，用2-0可吸收线缝合皮下组织，用单股可吸收线皮内缝合皮肤。

4.术后处理

（1）术后第1周：开始肩关节全程活动范围的被动活动。

（2）术后第4周：目标是重新获得并保持伤前关节的活动水平；鼓励做日常活动，但不允许提、推、拉和拿重物。

（3）如果肩胛下肌切断重建，避免做超过中立位的外旋运动，6周内避免肩关节抗阻力内旋，以利于肩胛下肌愈合。

（4）为防止肌肉萎缩、促进肢体肿胀消退，鼓励同侧肘、腕、手的功能锻炼，包括肘在有支撑的情况下拿1～2kg重物。

（二）肩胛盂后缘、肩胛骨外侧缘骨折经简化的 Judet 入路切开复位内固定

1. 体位及术前准备

（1）全麻。

（2）患者取侧卧位，稍向前倾卧于垫上，腋部垫枕防止压疮，上肢置于托盘上，呈 90° 前屈轻度外展位。

（3）术中 C 形臂辅助透视，术中调整透视肩胛骨正位、腋位。

2. 切口体表投影

（1）简化的 Judet 入路可供显露肩胛盂后唇、肩胛颈、肩胛外侧缘：在体表触摸、标记出肩胛骨轮廓，在肩胛冈稍下方，沿其全长做一直切口，切口线与肩胛冈平行。

（2）如果需要更好地暴露肩胛冈，甚至肩胛骨内侧缘，则应采取 Judet 入路。

3. 手术技巧

（1）手术入路：

①切开皮肤、皮下组织，做筋膜下解剖锐性游离。

②在肩胛冈下缘，切断三角肌，注意保留一部分肌肉组织附着于肩胛冈便于术后修复，注意翻转、牵拉三角肌时，要保护其内侧附着的旋肱动脉。

③拉开三角肌后，可以显露冈下肌及小圆肌肌间隙，自冈下肌和小圆肌间隙进行钝性分离，分别将冈下肌、小圆肌向上、下方向牵开，显露后方的肩关节囊。

④在骨膜下沿肩胛盂颈向下剥离，充分暴露肩胛盂、颈、肩胛骨外侧缘以及肩胛体大部分。

⑤剥离肩胛颈外缘时，注意在正确的肌间隙中进行剥离，如果进入错误的肌间隙，有可能损伤走行于四边孔内的腋神经、旋肱后动脉。

⑥如果骨折需要处理肩胛冈基底部、粉碎关节内大骨折，可在距大结节 1cm 处止点切断，自关节囊表面锐性解剖游离冈下肌腱，充分显露肩关节及肩胛冈基底部。

⑦在将冈下肌翻向内侧时，应注意保护好由肩胛上切迹向后延伸支配冈下肌的肩胛上神经。

（2）骨折的复位与固定：

①对于后方的关节盂撕脱骨折和Ⅱ型骨折，可以应用两枚空心螺钉，或选用 3.5mm 重建钢板，塑形后固定。

②对于Ⅲ以上型骨折和肩胛颈骨折复位后行 3.5mm 重建钢板固定。

③对于浮肩损伤的患者，应根据评估结果，选择固定锁骨及肩胛颈，或固定一处。

4. 伤口闭合

2 号编织线缝合切断的冈下肌腱，术后 6 周内支具保护，避免肩关节抗阻力外旋。

5. 术后处理

（1）术后第 1 周：开始肩关节全程活动范围的被动活动。

（2）术后第4周：目标是重新获得并保持伤前关节的活动水平；鼓励做日常活动，但不允许提、推、拉和拿东西。

（3）冈下肌、小圆肌以及三角肌从止点上游离，需要三角巾保护6周；6周后患者可以开始负重，从1～2kg开始，逐渐增加到患者自身能够承受的程度。

（4）为了防止肌肉萎缩、促进肢体肿胀消退，鼓励同侧肘、腕、手的功能锻炼，包括肘在有支撑的情况下拿1～2kg重物。

第七节　胫骨平台骨折

一、胫骨平台骨折的损伤机制与骨折分型

（一）Schatzker分型

1. Ⅰ型

外侧髁单纯劈裂骨折。典型的楔形非粉碎性骨折块向外下劈裂移位，此型骨折常见于无骨质疏松的年轻患者。如有移位，可用两枚横行松质骨螺钉固定。

2. Ⅱ型

外侧髁劈裂压缩骨折。侧方楔形骨块劈裂分离，并有关节面向下压缩陷入干骺端。此型骨折最常见于老年患者，如果压缩超过5～8mm或存在膝关节不稳时，应切开复位，在干骺端植骨"整块"垫高压缩的平台，用松质骨螺钉和外侧支撑钢板固定。

3. Ⅲ型

外侧髁单纯压缩性骨折。关节面被压缩陷入平台，外侧皮质完整。其易发生于骨质疏松者。如果压缩严重或应力位X线片证实不稳，压缩的关节面应植骨垫高，外侧的骨皮质用支撑钢板固定。

4. Ⅳ型

内侧髁骨折。此型骨折可以是单纯的楔形劈裂或是粉碎和压缩骨折，常累及胫骨髁间隆凸，也可伴有脱位，此时要评估血管和神经的损伤。这种骨折倾向于内翻成角，应行切开复位，内侧支撑钢板及松质骨螺钉固定。

5. Ⅴ型

双髁骨折。此型骨折累及胫骨平台两侧。鉴别特征是干骺端和骨干仍保持连续性。双髁用支撑钢板及松质骨螺钉固定，最好避免用体积较大的内置物固定两髁。Moore、Datzakis和Harvey在回顾治疗胫骨平台骨折的经验中，他们发现988例胫骨平台骨折中，有296例为双髁骨折。双髁骨折中95%行切开复位内固定。此外，23%的Ⅴ型双髁骨折

发生感染。通常移位较大及粉碎严重的胫骨髁骨折可用支撑钢板固定，而胫骨髁受累较少可用韧带整复或经皮技术复位，并用较大的松质骨螺钉固定。胫骨髁累及较少时也可用 1 块小的防滑钢板放在骨折的骨嵴部，可减少软组织的剥离。

6. Ⅵ型

伴有干骺端和骨干分离的平台骨折。除单髁或双髁及关节面骨折外，还存在胫骨近端干骺端横行或斜行骨折。由于骨干和干骺端分离，使该型骨折不适合牵引治疗，大部分应用支撑钢板及松质骨螺钉治疗。如果双髁均有骨折，每一侧均应钢板固定。

（二）AO/OTA 分型

AO/OTA 分型系统于 1996 年被正式提出。在 AO/OTA 分型系统中，胫骨近端由数字 41 表示（4 表示胫骨，1 表示近端节段），每个节段的骨折都可以分成 A 型、B 型和 C 型。对于关节内骨折而言，A 型为关节外骨折，B 型为部分关节内骨折，C 型为完全关节内骨折。由于 A 型为关节外骨折，即骨折累及干骺端或骨干部分，因此胫骨平台骨折主要指 AO/OTA 分型系统中的 B 型和 C 型骨折。其中 B1 型为部分关节内骨折和单纯劈裂骨折，B2 型为部分关节面骨折和单纯压缩性骨折，B3 型为部分关节内骨折和劈裂压缩骨折。C1 型为完全关节内骨折，关节面简单骨折，干骺端也简单骨折，胫骨结节和髁间嵴完整，或骨折累及胫骨结节或髁间嵴；C2 型为完全关节内骨折，关节面简单骨折，干骺端粉碎骨折；C3 型为完全关节内骨折，关节面粉碎骨折伴干骺端简单骨折，或干骺端内、外侧楔形骨折，或干骺端复杂骨折，或干骺端—骨干复杂骨折。

1. 41-B1 型

部分关节内骨折，单纯劈裂骨折。其中 41-B1.1 型为外侧关节面骨折，骨折累及边缘部、矢状面、冠状面前方或后方；41-B1.2 型为内侧关节面骨折，骨折累及边缘部、矢状面、冠状面前方或后方；41-B1.3 型为斜行骨折，骨折累及胫骨髁间嵴或内、外侧关节面。

2. 41-B2 型

部分关节面骨折，单纯压缩性骨折。其中 41-B2.1 型为外侧关节面完全压缩，压缩为单块压缩或马赛克型压缩；41-B2.2 型为外侧关节面局限性压缩，压缩累及边缘部分，关节面中央、前方或后方部分；41-B2.3 型为内侧关节面压缩，压缩累及边缘部分，关节面中央、前方或后方部分，或全关节面压缩。

3. 41-B3 型

部分关节内骨折，劈裂压缩骨折。其中 41-B3.1 型为外侧关节面劈裂压缩骨折，骨折累及外侧关节面的前外侧、后外侧、前内侧或后内侧；41-B3.2 型为内侧关节面劈裂压缩骨折，骨折累及内侧关节面的前外侧、后外侧、前内侧或后内侧；41-B3.3 型为斜行骨折，骨折累及胫骨髁间嵴或内、外侧关节面。

4.41—C1 型

完全关节内骨折，关节面简单骨折，干骺端也简单骨折，胫骨结节和髁间嵴完整，骨折累及胫骨结节或髁间嵴。其中 41—C1.1 型为轻度移位，41—C1.2 型为单髁发生移位，41—C1.3 型为双髁发生移位。

5.41—C2 型

完全关节内骨折，关节面简单骨折，干骺端粉碎骨折。其中 41—C2.1 型为内侧或外侧完整楔形骨折块，41—C2.2 型为内侧或外侧粉碎楔形骨折块，41—C2.3 型为复杂骨折。

6.41—C3 型

完全关节内骨折，关节面粉碎骨折伴干骺端简单骨折，干骺端内、外侧楔形骨折，干骺端复杂骨折或干骺端—骨干复杂骨折。41—C3.1 型为累及内侧，41—C3.2 型为累及外侧，41—C3.3 型为累及内侧和外侧。

（三）三柱分型

传统 Schatzker 和 AO/OTA 分型常常是建立在 X 线片的评估上，这在临床上极易忽略对后侧平台骨折的评估和诊断，为治疗带来困难。为正确处理这一类型的骨折，我们需要建立一个更加正确客观的分型系统，同时使用合适的个性化固定方案。

罗从风教授根据多年治疗胫骨平台骨折的经验，提出在三维 CT 基础上立体评估胫骨平台骨折，为胫骨平台骨折的诊断提供立体思维和诊断策略，即"三柱分型"。该分型系统将横断面的平台分为内、外、后三柱，以胫骨嵴中点为中心，两侧延线分别至腓骨头前缘和胫骨后内侧嵴，向前延至胫骨结节前缘，以此分为三柱。

三柱分型较传统分型的优势在于：

（1）基于三切面 CT 重建图像和三维重建图像，全面客观分析关节面损伤和骨块移位情况。

（2）三柱分型有助于主刀医师合理地制定手术策略，因为入路选择是建立在立体观念上，根据不同柱的骨折特性来确定手术的合适切口。

（3）该分型系统中不同的骨折类型，其损伤机制各有不同。因此，有助于根据不同的损伤机制，合理地制订术中复位和钢板固定的方案，也为术后康复提供指导。

（4）配合使用后内侧倒"L"形切口，更能对后侧柱的骨折块进行有效固定。

（5）经过对不同级别临床医生的调查及对三柱分型的准确度和可信度的流行病学调研发现，较之传统 Schatzker 和 AO/OTA 分型，三柱分型体现出较高的准确度和可信度，值得推广。

根据"三柱分型"理论，我们将胫骨平台骨折分为：零柱骨折、内侧柱骨折、外侧柱骨折、后侧柱骨折（细分为后内侧柱骨折和后外侧柱骨折）、双柱骨折（包括内侧合并外侧柱骨折、内侧合并后侧柱骨折、外侧合并后侧柱骨折）、三柱骨折。

①零柱骨折：损伤机制为伸膝或屈膝时轻度的内翻或外翻暴力。零柱骨折患者手术采取仰卧位，使用微创撬顶技术复位关节面。

②内侧柱骨折：损伤机制为伸膝时内翻暴力。内侧柱骨折患者手术采取仰卧位，入路选用改良的前正中切口。

③外侧柱骨折：损伤机制为伸膝时外翻暴力。外侧柱骨折患者手术采用仰卧位，入路选用前外侧切口。

④后侧柱骨折：损伤机制为屈膝时垂直暴力或内、外翻暴力。后侧柱骨折患者手术采用俯卧位或"漂浮"体位，入路选用后内侧倒"L"形切口。

⑤双柱骨折（内侧＋外侧）：损伤机制为伸膝时垂直暴力。内侧柱合并外侧柱骨折患者手术采用仰卧位，入路选用前外侧切口加前内侧切口。

⑥双柱骨折（内侧＋后侧）：损伤机制为屈膝时内翻暴力。内侧柱合并后侧柱骨折患者手术采用俯卧位或"漂浮"体位，入路选用单纯后内侧倒"L"形切口或者前正中切口加后内侧切口。

⑦双柱骨折（外侧＋后侧）：损伤机制为屈膝时外翻暴力。外侧柱合并后侧柱骨折患者手术采用"漂浮"体位，入路选用前外侧切口加后内侧倒"L"形切口。

⑧三柱骨折：损伤机制较为复杂，可以是伸膝损伤，也可以是屈膝损伤，往往垂直暴力较大，也可伴有内、外翻暴力。三柱骨折患者手术采用"漂浮"体位，入路选用前外侧切口加后内侧倒"L"形切口。

（四）Hohl-Moore 分型

胫骨近端关节内骨折的分类最初由 Hohl 提出，后来由 Moore 和 Hohl 改良为目前所常用的胫骨平台骨折分类。这种分类方法区分了 5 种类型原发性骨折及 5 种类型骨折脱位，骨折脱位的发生率占骨折的 1/7。

按 Hohl 和 Moore 分类，胫骨平台骨折分类包括：Ⅰ型，轻微移位；Ⅱ型，局部压缩；Ⅲ型，劈裂压缩；Ⅳ型，全髁型；Ⅴ型，双髁型（骨折脱位类型见后述）。Hohl 观察到这种分类方法在分类中具有较好的中间等级，它反映了伴随骨折的韧带和软组织损伤的程度，有利于评价预后。

Hohl 和 Moore 骨折—脱位类型，除了伴发发生率较高的韧带损伤外，更常见的是半月板损伤，这一般是不可修复的；而神经血管伤的发生率更高，由Ⅰ型的 2% 增加至Ⅴ型的 50%，总平均发生率为 15%，这与典型的膝关节脱位发生率相近。

1. Ⅰ型

冠状劈裂骨折。Hohl 的 5 种类型骨折中最基本的一种，它占胫骨平台骨折—脱位的 37%。累及胫骨平台内侧面的骨折在侧位上观察明显，有 1 条骨折线在冠状横切面上以 45° 斜行至内侧平台。骨折可延伸至外侧，致使腓骨茎突、交叉韧带附着点、Gerdy 结也常发生撕脱骨折。这些骨折—脱位中的半数在应力 X 线片上观察是稳定的，虽然对它们能用伸直位石膏固定或在有限的活动范围内牵引等方法予以治疗，但我们常用闭合复位及经皮螺钉固定，以改善复位并允许患肢在管型支具内早期活动，并予以持续 8～10 周的保护性的负重锻炼。如须切开复位，骨折块通常在伸直位复位并用螺钉固定。合并韧带损伤者，可沿着关节囊撕裂部位进行修复。

2. Ⅱ型

全髁骨折。这种类型骨折—脱位可累及内侧或外侧胫骨平台，骨折线在髁间棘下延伸至对侧关节间室，此点区别于 Ⅳ 型骨折。在半数骨折中出现对侧副韧带受累，结果导致腓骨近端骨折或脱位。这种类型占所有骨折—脱位的 25%，其中有 12% 引起神经血管损伤。为确定有无潜在的韧带损伤，应力试验是必要的。稳定的骨折可用管型支具固定治疗，密切随访并延迟负重。不稳定或复位欠佳的骨折，可在闭合或开放下复位和韧带损伤修复后，用骨折块间螺钉固定、管型支具固定和延迟负重。现今多主张用钢板螺钉固定。

3. Ⅲ型

边缘撕脱性骨折。这种类型损伤占全部骨折—脱位损伤的 16%，几乎都发生在外侧平台，表现为关节囊附着点、Gerdy 结节或胫骨平台的边缘发生撕脱骨折。常见交叉韧带中 1 个或 2 个都发生断裂。虽然半月板损伤罕见，但在 30% 的骨折中伴发有神经血管损伤，几乎所有的 Ⅲ 型骨折都是不稳定型骨折。外侧入路可行螺钉固定关节唇，修复撕脱的髂胫束及侧副韧带。交叉韧带的修复或加强是必要的。

4. Ⅳ型

边缘压缩性骨折。这种类型的损伤占所有骨折—脱位损伤的 12%，几乎都是不稳定的。这种损伤致使对侧的侧副韧带复合体及多数的（75% 的患者）交叉韧带撕脱或撕裂，胫骨发生半脱位，造成股骨髁压迫前部、后部或中部关节唇。稳定性损伤可采用石膏固定治疗直至韧带愈合。如须手术，取髌旁入路，清理小碎骨片，垫高和固定较大骨块，修复交叉韧带及对侧的侧副韧带。术后活动很大程度上取决于韧带损伤的性质和其修复的情况。

5. Ⅴ型

四部分骨折。占全部骨折—脱位损伤的 10%，这种损伤几乎都不稳定。在 50% 的骨折中伴有神经血管损伤，同时发生腘动脉及腓神经损伤者超过 1/3。双侧的侧副韧带复合体由于双髁骨折而被撕裂，因为髁间隆起已成为分离的骨块，由交叉韧带所提供的稳定性随之消失。虽然有人建议采用双髁入路，但一些学者更慎重，推荐钢板固定用于粉碎更严重的平台骨折，而拉力螺钉固定用于髁部相对完整的骨折。考虑到采用双侧髁钢板固定须广泛的手术暴露，且常发生感染和伤口裂开，因此可采用有限切开复位，用经皮穿针的三角外固定架或 Ilizarov 外固定架，将膝关节固定于中立位。就 Ⅴ 型双髁骨折而言，软组织的处理必须极其小心，直至皮肤愈合后方可允许活动，根据所采用的固定方法来决定负重的延迟时间。应用 Ilizarov 外固定架固定者，在能耐受的情况下可允许早期负重。

二、胫骨平台骨折的临床表现及诊断

（一）病史

医生通过了解病史，能够判断受力的方向、产生的畸形以及损伤是由高能量还是低能量所致。同时患者的全身情况及合并疾病（如糖尿病等）也对治疗方案的制订有很重要的意义。应了解患者完整的病史，包括确切的受伤机制、患者的全身情况、年龄、功能要求和经济情况等。

（二）体格检查

体格检查是评估患者的重要方面，它能提供许多实验室检查所不能获得的非常有价值的信息。必须进行详细的体格检查以发现伴发的韧带损伤、神经血管伤、骨筋膜室综合征、其他骨折和损伤。体格检查是评估软组织及有无开放或闭合损伤的最准确的方法，检查应集中在软组织的连续性、有无水疱及浅表擦伤挫伤情况，手术入路应尽可能避免累及这些区域，或者手术应该延迟至软组织恢复良好，能够耐受手术后进行。

体格检查也是评估肢体神经状况最准确的方法，是评价血管状况及侧副韧带有无较大撕裂最快速的方法。受伤后膝关节肿胀疼痛或活动障碍，此系关节内骨折，均有关节内积血。所以，应注意询问受伤史，是外翻还是内翻损伤，注意检查有无侧副韧带损伤。关节稳定性检查常受到疼痛、肌肉紧张的限制，特别是在双髁粉碎骨折者。单髁骨折者，其侧副韧带损伤在对侧，该侧副韧带的压痛点，即为其损伤的部位；断裂者，侧方稳定性试验为阳性，清晰的膝正侧位 X 线片可显示骨折情况，特别对于无移位骨折。

腿部任何间室的肿胀和紧张以及被动牵拉某一间室肌肉引起剧烈疼痛都非常准确地表明筋膜间室压力增高，可能出现筋膜室综合征。必须早期、反复评估骨筋膜间室压力。

（三）影像学检查

1. 标准 X 线检查

X 线片是准确评估骨折类型和严重度的重要方法。标准前后位和侧位摄片并不充分，必须补充膝关节内外旋位时的双斜位摄片。内侧斜位主要显示外侧平台，而外侧斜位主要显示内侧平台。斜位片常常可以提供标准前后位上被完全遗漏的信息。如果 X 线平片显示内侧平台或双髁骨折，医生应该警惕可能会有合并伤的存在，需要详细地进行体格检查。如果考虑进行手术治疗，牵引位 X 线片可用来判断牵引效果。牵引位平片可以显示韧带复位是否可能，也可以帮助设计手术切口。

2.计算机断层扫描 CT

目前横断面、冠状面、矢状面的 CT 重建已基本取代了 X 线断层成像。CT 能够为医生提供骨折的横断面解剖以及任何所需厚度的冠状面或矢状面重建。当代创伤骨科利用越来越多的间接方法进行复位和固定，因此需要准确了解骨折的三维结构。CT 扫描是一种非常有价值的，甚至是必需的骨折显像方式。它有助于描述骨折线的位置、粉碎程度及关节粉碎塌陷的部位和程度，使医生对骨折有一个三维概念。与 X 线平片相比，CT 扫描还能够提供一些附加的信息如半月板损伤，尤其对于复杂的 Schatzker Ⅳ、Ⅴ、Ⅵ型骨折。

3.磁共振成像

磁共振成像（MRI）在评估软组织损伤（如半月板和韧带损伤）方面具有明显的优越性，且胫骨平台骨折并发软组织损伤的发生率很高，因此 MRI 在胫骨平台骨折术前评估中的应用越来越广泛。尽管 MRI 在显示软组织细节方面优于 CT，但其显示骨折的能力不如 CT。

4.动脉造影

一旦怀疑有动脉损伤的可能就应做动脉造影。内膜撕裂可以没有临床表现，当进行骨折手术时，这种损伤可能会导致闭塞性血栓形成而危及肢体。最常伴有动脉损伤的骨折类型是内侧平台的 Schatzker Ⅳ 型骨折，这种损伤时膝关节非常不稳定，在损伤时可能已经发生脱位。对于任何高能量的胫骨平台骨折（包括 Schatzker Ⅳ、Ⅴ、Ⅵ型），医生都应作为术前评估的一部分考虑进行动脉造影。

三、胫骨平台骨折的治疗

（一）治疗原则

胫骨平台骨折属于关节内骨折，严重威胁到膝关节的结构及功能，对患者的生活质量影响很大。其骨折类型众多，治疗方法不统一，总的目的是要恢复膝关节正常的功能。目前有关胫骨平台骨折非手术和手术治疗的适应证仍然存在争议。非手术治疗往往伴有较多的畸形愈合及关节活动丧失，远期创伤性关节炎发生率也较高，目前其仅适用于少数不完全骨折、无移位骨折以及无法进行手术治疗的患者。非手术治疗对高能量损伤的患者预后极为不佳。长期随访研究发现，关节面残留塌陷与骨性关节炎的发生和发展并不存在确切的相关性，但如果关节塌陷能造成关节不稳定，预后多不佳。手术治疗现在已成为治疗这类骨折的首选，根据患者全身情况、局部条件、损伤机制、骨折移位程度及合并伤的不同，可采用多种不同的手术方法。

采用何种手术方法，均应遵循下列治疗原则：

1.术前对骨折类型、受伤机制及合并伤进行正确评估，以选择合适的治疗方法。

2.对关节内骨折力求解剖复位和坚强固定，对塌陷关节面进行植骨支撑。

3. 对关节内外骨折须纠正旋转及成角畸形，恢复下肢力线。

4. 术后行早期功能锻炼及积极康复治疗，促进关节软骨再生及骨折愈合，最大限度地恢复膝关节功能。

胫骨平台骨折累及关节面，因此非手术治疗的作用有限。完整的伸膝装置容易使胫骨近端骨折块向前成角；腓骨如果完整，胫骨骨折则易发生内翻畸形。对涉及关节面的胫骨平台骨折，保守治疗的效果更差，表现为骨折畸形愈合、关节僵硬、活动度降低及发生创伤性关节炎。由于胫骨平台骨折保守治疗 10 年后创伤性关节炎的发生率可高达 32%，目前只有对那些没有明显移位的关节内骨折，或者不具备手术治疗条件的病例采取保守治疗。常用的方法是闭合手法复位及长腿管型石膏固定、骨牵引或支具固定。使用长腿管型石膏固定膝关节容易造成股四头肌萎缩和膝关节僵硬。骨牵引具有减少关节僵硬及改善活动度的优点，但也不能矫正关节面的塌陷，且至少需要卧床 6 周，所以目前使用越来越少。可以选择佩戴铰链式可屈支具保护患肢，并进行早期膝关节功能锻炼。同时进行股四头肌等长收缩，逐步开始膝关节被动、辅助主动或主动活动锻炼。伤后 8 ~ 12 周内部分负重（15 ~ 20kg），然后根据 X 线片显示骨折愈合进度逐渐增加到完全负重。如果出现骨折移位加大，可以考虑手术治疗。

（二）术前准备

1. 骨折预后的影响因素

（1）软组织条件：胫骨平台骨折早期处理的重点在软组织，因为软组织处理得正确与否事关胫骨平台骨折治疗的成败，必须予以高度重视。高能量创伤特别是开放性骨折，软组织损伤严重。开放性骨折清创时，胫骨近端肌肉的损伤情况不容忽视或低估，必须充分认识到将损伤坏死的肌肉遗留在创面深部的危害性。皮肤损伤可以是直接暴力作用的结果，也可以是移位的骨折端压迫所致，要通过手法牵引初步复位，解除骨折片对皮肤的压迫，防止发生坏死。手术切口应尽量避开挫伤的皮肤，否则将大大增加发生皮肤切口并发症的危险。另外，应待皮肤软组织水肿充分消退后方可进行切开复位内固定手术，否则极易引起切口并发症，影响治疗的过程和结果。高能量胫骨平台骨折二期手术时机的选择标准是以软组织条件为前提，一般以原先肿胀发亮的皮肤恢复皱褶为手术时机。对手术时机的选择学者们一般建议在肢体肿胀消退、局部炎症控制后，一般在伤后 5 ~ 7 天较佳，有利于降低切口皮肤缺血坏死与感染的发生率。

（2）其他因素：目前已知的对胫骨平台骨折治疗预后有意义的其他影响因素包括关节面复位以及肢体的力线恢复等，此外，年龄、骨折类型、膝关节稳定性的恢复以及对软组织损伤的处理对胫骨平台骨折预后的影响尚存在较多争议，而且各种观点莫衷一是。其中年龄和骨折类型不是人为可控因素，对膝关节稳定性的恢复不属于胫骨平台骨折创伤治疗的范围，而对软组织损伤的评估和处理在这里不再赘述。需要强调的是胫骨平台关节面的恢复和肢体力线的纠正。

2.关节力线的测量

膝关节周围力线特别是胫骨近端的力线，对于胫骨平台骨折特别是一些复杂胫骨平台骨折内固定手术的成败是关键，对于膝关节获得完整的功能也是非常关键的。目前对临床有指导意义的膝关节及胫骨近端力线有以下4种。

（1）胫骨力学轴与髋—膝—踝角：胫骨力学轴被定义为一条连接膝关节中心和踝关节中心的直线，其与股骨力学轴在内侧的夹角被称为髋—膝—踝角，代表了下肢的整体对线情况。如果髋—膝—踝角恰为 < 180°，则表示胫骨与股骨的力学轴相互重叠构成一条直线，下肢的力学轴通过膝关节的中心。实际上，在正常膝关节中髋—膝—踝角常为180°，这就意味着下肢的力学轴有轻度的内翻，胫骨和股骨的力学轴并不在一直线上。下肢的力学轴常在膝关节的内侧通过。基于下肢力学轴有向内翻的特点，膝关节内侧关节面所承载的应力负荷要大于外侧，相对地，内侧膝关节面磨损较快。

（2）胫骨解剖轴与股胫角：胫骨解剖轴为胫骨干上两个中点的连线。在正常膝关节中，胫骨解剖轴与力学轴一致，为同一直线。在负重X线片上，胫骨解剖轴与股骨解剖轴之间外侧的夹角称为股胫角（FTA）。其在常规前后位X线片上非常容易测量，临床上最常用于评价下肢的轴向对线情况。男性的股胫角平均为178°，亚洲女性的股胫角平均为176°。股骨干与胫骨干之间存在一外翻角，即正常的膝外翻。股胫角的测量对于反映下肢对线情况非常敏感，膝内翻或外翻10°即可引起股胫角的明显改变。所以胫骨平台骨折术前、术中及术后测量股胫角改变对指导手术治疗及判断下肢的内、外翻非常有意义。

（3）胫骨平台—胫骨干角：胫骨平台—胫骨干角是由胫骨平台切线与胫骨解剖轴所构成的内侧夹角。男性胫骨平台胫骨干角为85.1°，女性为84.6°，平均为85°，这说明膝关节表面相对于胫骨干有5°的内翻成角。胫骨平台—胫骨干角对胫骨平台骨折的治疗非常重要。在复杂胫骨平台骨折治疗中，我们推荐使用加强后内侧的接骨板以恢复并支撑胫骨平台—胫骨干角，从而达到预防内翻畸形的目的。另外在矫正陈旧性胫骨平台骨折畸形愈合的截骨术中，胫骨平台胫骨干角也可以作为决定截骨角度的指标。

（4）胫骨平台后倾角：由于测量方法的不同，胫骨平台后倾角的定义就有所差异。目前使用的测量方法有以下几种：

①胫骨平台前后缘连线与胫骨中上段前侧骨皮质切线的垂线之间的夹角。

②胫骨平台前后缘连线与胫骨中上段轴线的垂线之间的夹角。

③胫骨平台前后缘连线与胫骨中上段后侧骨皮质切线的垂线之间的夹角。然而胫骨平台连线有内外侧之分，故每一种方法又相应具有内侧和外侧两个不同的胫骨平台后倾角。尽管后倾角的测量缺乏统一的方法，但其大小等则是正常膝关节的恒定特点。已有文献报道的中国人胫骨平台内侧后倾角平均为14.8°，外侧后倾角平均为11.8°。不同的国家、不同的测量方法测得的胫骨平台后倾角有较大差异，究竟哪一种方法最好尚无

定论，但以中上段前侧骨皮质切线的垂线为参考线在临床应用更为方便。随着我们对一部分特殊胫骨平台骨折损伤机制及流行病学研究的深入，我们更加强调在手术治疗复杂的累及后侧的胫骨平台骨折时，恢复并维持胫骨平台的生理性后倾角度对预后是至关重要的。

（三）手术入路的选择

1.膝前侧入路

（1）膝前正中入路：膝前正中直切口由髌上 2cm 经髌骨正中、胫骨结节止点至胫骨中上段前嵴，长 18 ~ 20cm，依次切开皮肤、皮下组织、深筋膜、深筋膜下分离直至内外侧髁。以往借此入路，可以对内侧（Schatzker Ⅳ型）或外侧平台骨折（Schatzker Ⅰ ~ Ⅲ型）分别进行复位固定操作，或对复杂胫骨平台骨折（Schatzker Ⅴ ~ Ⅵ型）进行双侧复位双接骨板固定。

膝前正中直切口双接骨板内固定适用于膝前正中皮肤组织无明显开放伤与血运障碍，且合并需要探查膝关节半月板、膝内外侧副韧带、膝关节前后交叉韧带的内侧和外侧胫骨平台均骨折的患者。其优点是单切口操作简单，减少手术时间，可满意显露胫骨双侧髁部及关节腔，同时可提供牢固而有效的内固定支撑，达到早期无痛功能锻炼的目的，减少术后关节粘连，改善关节功能，且内固定物不直接暴露于切口下方。由于膝关节前方是缺乏血运区域，其缺点是切口愈合不良或皮肤坏死导致的内固定外露的发生率较高，皮肤坏死率较高；同时，对合并后柱劈裂塌陷的骨折无法满意显露和达到有效固定。

（2）膝前外侧入路：切口起自胫骨外侧髁上缘，向内下弧形延伸至胫骨结节下方，长约 15cm，沿切口切开皮肤、皮下组织及深筋膜，然后切开胫前肌群与胫骨的附着点并向外侧剥离显露胫骨外侧平台。切开冠状韧带后直视下显露胫骨平台外侧关节面，于胫骨外侧髁安置外侧支持接骨板，必要时在骨折端可植入自体髂骨或异体骨。膝前外侧入路单接骨板内固定仅适用于外侧平台劈裂塌陷的胫骨平台骨折患者，优点是手术切口简单，可节约手术时间。但其缺点是无法显露与复位内侧柱骨折断端，后期负重活动时内侧柱骨折块极易发生移位，内固定失效率高，易引发严重的创伤性关节炎。因此，不适用于以内侧柱骨折为主的类型或不能单独应用于复杂高能量胫骨平台骨折的治疗（Schatzker Ⅴ ~ Ⅵ型）。

（3）膝内侧或前内侧入路：切口起自胫骨内侧髁上缘，向外下弧形延伸或纵行直切口至胫骨结节下方，沿切口切开皮肤、皮下组织或深筋膜，暴露鹅足内侧副韧带。尽量保护鹅足，在不妨碍内固定物放置的情况下尽量不剥离鹅足，可向前外方牵拉。纵行劈开内侧副韧带。由于内侧副韧带与内侧关节囊无紧密附着，需分层切开关节囊，在关闭切口时亦需逐层关闭。内固定物需偏前放置时可部分或完全剥离鹅足，在放置内固定物后可将鹅足完整缝合至骨面或内固定物表面。于胫骨前内侧或后内侧可安置内侧或后内侧支撑接骨板，因此，膝前内侧或内侧入路单接骨板内固定可适用于内侧柱明显移位和（或）内侧关节面塌陷者。

2. 膝后侧入路

尽管临床上采用前侧入路能对大多数胫骨平台骨折实施手术治疗，但 William J 等总结认为，前路切口对累及胫骨平台后侧的复杂骨折的处理存在局限。胫骨平台后柱劈裂压缩骨折，由于骨折线偏后，从复位角度来看，前侧入路无法显露骨折线，难以进行直视下复位，通过骨折窗复位，又很难做到解剖复位。从固定稳定性角度来看，前侧入路只能利用自前向后置入的拉力螺钉进行骨折固定，骨折的稳定性主要依靠拉力螺钉所提供的骨折片间的压力来维持。随着对后柱骨折认识的深入，越来越多的学者尝试用各种膝关节后侧入路治疗胫骨平台后柱骨折，以便达到直视下解剖复位和坚强支撑固定。针对后柱中的后外侧骨折，目前可用的手术径路也有多种选择。不同的手术入路所达到的骨折暴露效果不同，同时对手术安全性、操作便利程度以及固定方法的影响各不相同。

由于膝关节屈曲时胫骨平台后侧所受剪切应力很大，后柱骨折块处于压力侧，因此使用支撑钢板固定骨折块，可以提供充分的支撑作用，其力学稳定性更佳。为了做到这一点，后侧手术径路无疑是必要的。现有的后侧入路有膝关节后正中入路、后外侧和后内侧"S"入路以及 Lobenhoffer 入路等。

（1）胫骨平台后柱骨折后侧正中入路有以下优点：

①同时充分地暴露胫骨平台内外髁的后侧部分。

②对骨折块进行解剖复位和接骨板固定。

③对血管损伤的修复具有明显的优势。

其缺点是局部解剖结构较复杂、有损伤血管神经的风险以及技术要求高。

（2）胫骨平台后柱骨折后侧双"S"入路有以下优点：

①有利于直接暴露、解剖复位和稳定内固定。

②避免翻起较大的皮瓣及容易造成血管神经损伤的弊端。

缺点包括：①常需要联合入路。②对股骨远端后侧造成剥离。③组织张力较大，复位固定操作受限。④有术后屈曲挛缩并发症可能。

（3）Lobenhoffer 入路主要针对Ⅳ型或单纯后内侧骨折，无法满足双髁后侧骨折治疗。

（4）膝关节后内侧倒"L"形入路：随后的临床研究发现，上述后侧入路对胫骨平台后柱骨折块的治疗虽然有一定优势，但其缺点也不容忽视，为此罗从风教授提出了膝关节后内侧倒"L"形入路。该入路不仅继承了前述入路的所有优势，而且避免了其他入路的弊端。胫骨平台后柱骨折倒"L"形入路中，首先屈伸膝关节以确定膝关节后方间隙并标记，然后在腘窝区做长 10 ~ 15cm 的倒"L"形切口。切口的横行部分位于膝后皮肤皱褶，然后沿腓肠肌内侧头弯向远侧呈倒"L"形切口。掀起全部的筋膜皮瓣后，于切口近端保护小隐静脉、腓肠内侧皮神经及腓总神经，远端保护小隐神经及大隐静脉，钝性分离后显露腓肠肌内侧头，然后将其向外侧牵拉并保护股动脉及胫神经，即可显露膝关节后内侧关节囊。如需显露后外侧平台，可将腘肌及比目鱼肌从平台后方钝性剥离并以Hoffmann拉钩等将其掀向外侧。纵向切开关节囊并剥离部分比目鱼肌起点即可显露出后外侧平台及胫骨近端后侧面。可观察后交叉韧带（PCL）有无损伤，可在直视下复位劈裂骨折块。经临床应用证实，后侧倒"L"形入路具有损伤小、安全性高，暴露直接、充分，解剖简单等优点，可以同时治疗后内和后外侧骨折。

3. 膝周围联合入路

（1）膝内外侧双入路：膝内外侧双切口双接骨板内固定适用于累及内外侧双柱的复杂胫骨平台骨折，可适度探查膝关节内外侧半月板、内外侧副韧带，但对膝关节前、后交叉韧带无法满意显露。其优点是可满意显露、复位内固定双髁，提供早期稳定、有效的内固定，可满足早期功能锻炼的要求，保留较好的关节功能；缺点是双切口若距离较近，易出现切口皮肤缺血坏死，内固定物直接暴露于切口下方，若出现皮肤切口愈合不良或坏死，则内固定较易外露，临床处理困难。

（2）膝内侧双入路：膝前内侧或前正中入路暴露内侧柱骨折，联合后内侧入路暴露后内侧骨块，采用内侧双接骨板技术可以有效固定骨折—脱位型胫骨平台骨折。

（3）膝前后联合入路：膝前外侧入路暴露复位及固定外侧柱骨折，联合后内侧倒"L"形入路可以显露内侧柱和后侧柱，达到对三柱骨折的治疗。在膝前外侧切口的基础上，另取胫骨平台的内后侧倒"L"形入路，两入路切口间宽度相距达8cm以上，大大降低了皮桥坏死率。在采用前后联合入路时，对患者体位的调整可能会影响整个手术进程和重要结构的显露和固定难易度。目前学者们多建议采用"漂浮"体位来配合前后联合入路。患者取"漂浮"体位时，即上身接近于侧位，下身俯卧位。"漂浮"体位便于在不重新消毒铺巾的条件下完成前后联合入路。联合入路包括俯卧位完成后内侧倒"L"形入路后，翻身侧卧位屈膝完成前外侧入路。出现后侧柱骨折合并内侧柱或外侧柱骨折或塌陷时，可采取后内侧倒"L"形入路联合前正中入路，但是应特别注意两切口间皮桥宽度至少大于7cm。

（四）手术方法

胫骨平台骨折手术治疗的绝对适应证包括：开放性骨折、合并血管损伤或骨筋膜室综合征的骨折。相对适应证包括：能引起关节轴向不稳定的劈裂或塌陷骨折、内侧平台移位骨折、双侧平台移位骨折、浮膝伤或同侧肢体多处骨折、后侧平台冠状面骨折—脱位（后柱骨折）。

以往学者们都建议根据Schatzker分型来选择治疗方案。

1.Schatzker Ⅰ型

Ⅰ型劈裂骨折属于"三柱"分型中的外侧柱骨折。通常可以闭合复位经皮固定。术前 MRI 检查如发现外侧半月板完整，闭合复位就有可能成功。纵向牵引同时内翻膝关节，或者在外侧使用股骨牵开器牵拉复位。复位后大巾钳经皮加压，临时固定，做小切口，经皮拧入 6.5 或 7.3mm 拉力螺钉。螺钉固定方向根据术前 CT 扫描确定。如果无法解剖复位，有可能存在半月板周围撕裂或嵌压，需要切开关节囊探查半月板。生物力学研究发现对于骨质正常的 I 型骨折，单纯拉力螺钉固定效果可靠；对于粉碎骨折或骨质疏松患者，复位后骨折端皮质对合不良无法维持稳定性时，应在外侧使用支撑接骨板或抗滑动接骨板固定。

2.Schatzker II 型

II 型骨折关节面塌陷骨块多位于前侧或中央，亦属于"三柱"分型中的外侧柱骨折。

由于无法间接复位，所以需要经前外侧入路显露切开复位。当骨折位于后外侧时，则需经后外侧入路或后内侧倒"L"形入路显露。横行切断半月板胫骨韧带，用牵拉缝线或小拉钩将半月板向近端拉开，内翻膝关节，观察外侧平台关节面。

塌陷关节面骨折块的复位有两种方法。

（1）纵行打开劈裂骨折，显露塌陷骨块后，直视下用椎板撑开器撑开（或顶棒敲打）予以复位，复位后在其下方植骨填充干骺端缺损。

（2）先复位劈裂骨折，复位钳临时加压固定，干骺端开骨皮质窗，通过下方植骨将塌陷骨块及其下方的软骨下骨和骨松质一起顶高复位。复位后拉力螺钉固定劈裂骨折，并用接骨板加以支撑。在软骨下骨水平固定多枚螺钉能支撑关节面骨块，防止再塌陷。

3.Schatzker III 型

III 型骨折少见，好发于高龄骨质疏松患者，多由低能量外翻应力损伤所致。外侧平台关节面塌陷，但没有髁部劈裂，属于"三柱"分型中的零柱骨折。根据术前 CT 确定塌陷部位和方向，以此选择在内侧或外侧平台下方做小切口，在干骺端开骨皮质窗，在透视导航或关节镜辅助下用顶棒将塌陷骨块顶起，植骨填充干骺端缺损，经半月板下关节囊切开或是通过关节镜观察复位情况。复位后软骨下骨水平经皮拧入多枚螺钉支撑关节面骨块。

4.Schatzker IV 型

IV 型骨折多是高能量损伤，常伴有其他损伤，包括血管神经损伤、膝关节脱位和韧带断裂。骨折可表现为内侧柱单柱骨折，亦可为内侧柱合并后柱中的后内侧骨折呈现为双柱骨折。双柱骨折即以往已经认识到的骨折—脱位型损伤。由于内侧平台应力巨大，单纯螺钉固定术后容易出现骨折再移位，需要用支撑接骨板对抗所受剪切力。术前 CT 扫描能明确内侧骨折线的位置和走行方向，据此选择手术切口。对于内侧柱单柱骨折，可以采用改良前正中入路或前内侧入路进行内侧抗滑支撑接骨板固定。

内侧单柱骨折根据骨折表现为劈裂或塌陷分为 IV a 和 IV b 两个亚型。对于 IV a 型劈裂骨折，以骨折尖端皮质为准复位骨折，无须显露关节面。

对于Ⅳb型塌陷骨折，仍须半月板下关节囊切开复位。固定与Ⅱ型骨折类似。如果为双柱骨折，在前内侧入路的基础上，还须对后柱骨折进行暴露和固定。见胫骨平台内髁骨折脱位型骨折（双柱骨折）章节。

5.Schatzker Ⅴ型和Ⅵ型

Ⅴ和Ⅵ型复杂骨折损伤暴力巨大，周围软组织破坏严重，一般属于"三柱"分型中的双柱骨折甚至是三柱骨折。以前经前正中切口显露，使用内外侧双接骨板固定的软组织并发症较多，所以目前常采取分期手术治疗方法。急诊跨关节外固定架固定，恢复肢体长度、力线，通过韧带牵拉作用复位关节面，待软组织条件允许时（多在伤后2～3周）再行最终固定。在这两类骨折的处理中，软组织因素尤为重要。

就一般的内外侧双柱骨折而言，当内侧柱骨折完整，间接技术能够复位时，可以经皮使用拉力螺钉固定，同时经外侧入路显露复位外侧柱塌陷或劈裂骨折，外侧锁定接骨板固定，通过螺钉与接骨板间角度固定结构产生的稳定性，把持内侧平台骨块，对抗内侧平台所受剪切应力。如果内侧柱骨折粉碎、无法闭合复位或是存在后柱中的后内侧冠状面骨折，则需经内侧或后内侧切口，显露内侧柱骨折和后内柱骨折，使用抗滑接骨板支撑后内侧骨折。再经前外侧切口显露外侧平台，用空心螺钉或拉力螺钉固定复位后的髁间部分骨折，再用外侧锁定接骨板将平台和胫骨干固定。锁定接骨板可以从外侧固定内侧柱骨折，而且多数锁定接骨板都可经皮插入，桥接干骺端—骨干粉碎部分，进一步减小了对软组织的损伤，更好地保护骨折端血供，有利于骨折愈合。

6.开放性骨折

开放性关节骨折需要彻底清创、冲洗，降低细菌污染。彻底清创后对关节面骨折行切开复位有限内固定。如有必要48小时后再次清创。当软组织破坏严重时，可用跨关节外固定架临时制动，待软组织条件允许后，再更换为混合外固定架或内固定。外固定架使用的带橄榄头细克氏针可以加压固定关节面骨折。克氏针固定必须位于关节面下方10～14mm，以免穿透后侧滑膜隐窝，造成针道感染，引发化脓性关节炎。外固定架的优点包括软组织剥离少，动力化外固定架有助于干骺端不愈合或延迟愈合。即使骨缺损严重，外固定架也能达到良好的稳定性。而且在力线不良或畸形时，外固定架还能予以调整。

（五）骨折固定方法的选择

针对胫骨平台骨折这类累及关节面的骨折，目前以切开解剖复位坚强内固定为主要目标。而由于固定自身技术的缺陷无法对关节面进行有效控制并对骨折端之间进行强有力的把持，所以无法达到切开复位内固定的效果。当前内固定治疗方法向着创伤更小、更有把持力固定的方向发展，新技术、新理念不断涌现。

随着现代骨科的发展，胫骨平台骨折的治疗概念不断更新，从坚强的内固定转变到生物学固定，除了注重骨折的治疗，也注意关节韧带、半月板等组织的保护和治疗。有限切开、直接或间接复位、生物学固定是目前腔骨平台骨折的治疗方向。其治疗的原则是：关节内骨折要解剖复位坚强固定，以期早期功能锻炼，常需直接复位，植骨及拉力螺钉固定；关节外骨折应尽可能采用间接复位，要恢复肢体的长度、力线及旋转排列，不必一味追求解剖复位。固定方法的选择以保护骨折愈合的生物学环境为出发点，包括经皮螺钉接骨板微创固定、环形或组合式外固定器应用、临时跨越式外固定支架固定、内固定与外固定器的联合使用，或将上述方法分期进行治疗。

1.外固定支架系统

闭合复位外支架固定对软组织损伤较小，可以有效降低软组织并发症的风险，故在高能量创伤所致骨折、软组织覆盖较差及开放性损伤中具有明显的优越性，能更好地固定胫骨近端骨折块，复位也相对容易控制，从而降低畸形愈合的发生率。实施时应尽量避免跨关节固定，以防关节僵硬。传统的单臂半针外固定架操作简单易行，使用方便，置于胫骨前侧时还可起到张力带固定的作用，能有效对抗伸膝装置使胫骨近端向前成角的力量。但对于小骨折块的控制力较差，维持复位的稳定性也不够，常会导致复位丢失，目前很少单独应用。标准的 Ilizarov 环形外固定架对较小的关节周围骨块有良好的抓持力，但由于体积庞大且技术要求较高，也较少应用。以上问题均可以通过应用所谓"混合支架系统"来克服。近年来出现的 Hybrid 半针结构组合式外固定架，近端采用改良的细张力固定针，配以半环形支架可以固定胫骨平台周围的小骨块，而远端保持相对简单的标准支架的半针结构。虽然其轴向及抗弯强度略逊于 Ilizarov 环形外固定架，但其操作简单，临床应用日益增多。许多文献报道应用 Hybrid 外固定架治疗胫骨平台双髁骨折能够获得与双接骨板固定相似的力学稳定性，且可进行早期关节活动，早期负重。

多数文献认为外固定支架可有效地减少胫骨近端骨折的畸形愈合及骨不连。有学者认为外固定支架结合有限内固定可有效地治疗胫骨平台关节内骨折。这种固定方法对伴有严重软组织损伤、开放性损伤的胫骨平台或胫骨近端骨折有一定积极作用。在治疗骨折的同时兼顾对软组织的修复。

外固定架的主要并发症是针道感染，由此引起的固定针松动会缩短外固定器的使用时间，而过早移除外固定器会导致迟发畸形。一般认为高发生率的针道感染的危害性较低，但在胫骨平台由于膝关节囊向下延伸可覆盖胫骨髁达 15mm，针道感染有引起感染性关节炎的可能（其发生率低，却具有灾难性后果）。此外，骨筋膜室综合征、固定失效及骨不连等并发症也较常见。外固定架近端针的入针点邻近关节，膝关节屈曲时会引起患者不适感；其外形笨重，护理不便也会影响患者的整体满意度。鉴于此，外固定支架的治疗价值受到质疑。不过，作为一种临时固定的措施，外固定支架的作用毋庸置疑。

2.接骨板系统

在胫骨平台骨折中，接骨板可提供比外固定支架更稳定的固定，切开复位时还可在直视下恢复解剖力线。但是,接骨板固定是非对称性固定,可导致接骨板对侧的成角畸形,干骺端粉碎性骨折时可引起内翻塌陷。对于复杂的胫骨平台三柱骨折,单纯外侧固定使内侧骨块得不到有效支撑,膝关节强大应力会引起内侧骨块迟发畸形。因此,临床上常对这类骨折在外侧固定的同时,给予后内侧或前内侧支撑固定,即所谓的"双接骨板技术"。另一个问题是接骨板固定必须进行软组织剥离,这势必会进一步损害骨折后已很脆弱的软组织,增加皮肤坏死率及伤口感染率,尤其是在单一入路切开行双接骨板固定时更明显。为了降低软组织并发症的发生率,现在通常应用两个独立的入路放置接骨板。此外,传统接骨板固定稳定性的维持主要靠接骨板与骨之间的摩擦力,实验证明这会减少骨皮质血流,延缓骨折愈合过程,甚至会导致骨坏死而成为潜在的感染灶。对于伴有骨质疏松及病理性骨折者,接骨板通常也难以达到稳定的固定。

在传统接骨板切开复位基础上,随着对微创原则及骨折局部生物力学环境的日益重视,为了减少对皮肤软组织的干扰,保护骨折部位的生物学环境,一种经皮放置接骨板的内固定技术(MIPPO)逐渐得到推广和应用。这项技术不同于传统的切开复位,需要有良好的间接复位技术和体外良好的接骨板塑形。随着这项技术的发展,又出现了更利于MIPPO技术应用的带锁加压接骨板(LCP)。LCP的螺钉头部与接骨板螺孔上有匹配良好的螺纹,安置到位能提供良好的角稳定性,不需要在接骨板和骨膜之间加压,彻底解决了传统接骨板压迫骨膜影响其血液供应的弊端。而且,由于接骨板不需要紧贴骨骼因而没有必要进行精确的预弯,使手术步骤简化。文献报道应用该方法治疗复杂胫骨平台骨折的感染率为4%~11%,不愈合率为0~2%。这项技术需要体外良好的接骨板塑形,采用"长接骨板,少螺钉"固定,从而避免了全部螺钉应用时产生的应力集中;在间接复位基础上,接骨板经肌下插入,经皮拧入螺钉固定,最大限度地减少了软组织并发症。此外,MIPPO技术允许骨折间一定程度的微动,这也有促进骨折愈合的作用。但是,应用MIPPO技术固定时接骨板与骨膜间仍然存在压力,骨折端的稳定性仍然依赖于接骨板与骨间的摩擦力;对粉碎性骨折,即使接骨板较长,通常也需要辅助固定来增加稳定性;对骨质疏松患者,采用MIPPO技术时应选用LCP作为内置物。

微创内固定系统(LISS)是在微创原则基础上吸取交锁髓内钉技术和生物学接骨技术的优点,新近发展起来的一种新型内固定系统。专门为治疗胫骨近端骨折而设计的胫骨近端微创内固定系统(LISS-PLT),配有导向器,支持MIPPO技术。

其主要特点包括:

(1)具有角稳定性和轴向稳定性,能够有效防止螺钉滑动、退出及术后再移位。

(2)可在导向装置辅助下经皮固定螺钉,保护局部生物学环境,减少了感染及软组织并发症的危险,具有明显的微创优势。

(3)接骨板经骨膜外放置和接骨板与骨之间采用非加压固定可以保护接骨板下骨皮质血供,有利于骨痂形成及骨折愈合。

（4）采用自钻、自攻螺钉固定，只需固定单侧皮质，简化了手术操作。

近十年来 LISS 接骨板开始应用于治疗累及胫骨近端的胫骨平台骨折。其采用解剖型设计，与胫骨前外侧壁的轮廓相适应。固定时对骨折端无加压作用，通过桥接骨折端，利用锁钉与螺孔锁定提供的角稳定性固定骨折端，因此其作用机制可理解为一种力臂更短的内支架。由于其具有角稳定性，可以防止干骺端骨折或累及胫骨内侧髁骨折后的内翻塌陷，因此适用于所有累及内、外侧柱的胫骨平台骨折，包括 AO/OTA 分型中的 41-A2、41-A3、41-C1、41-C2、41-C3 型骨折。参照胫骨平台骨折的 Schatzker 分型，LISS 适应证为 Schatzker Ⅴ型和Ⅵ型。而参照胫骨平台骨折"三柱"分型，LISS 适用于累及外侧柱的骨折、外侧柱与骨干分离的骨折以及辅助三柱骨折治疗。对于孤立的胫骨中段骨折，LISS 固定无明显优势，但是对于累及胫骨近侧的多处骨干骨折及同侧骨干骨折伴有平台骨折，则非常适合。在少数情况下，LISS 也可应用于胫骨近端病理性骨折。

生物力学研究表明，LISS 接骨板的力学稳定性与双接骨板固定类似。Cole 等应用 LISS 接骨板治疗 54 例包括胫骨平台骨折的胫骨近端骨折，结果显示临床愈合率为 96%，感染率为 4%，关节功能满意。Stannard 等应用 LISS 接骨板治疗 25 例高能量胫骨平台骨折及 10 例胫骨近端骨折，短期随访（平均 12 个月）发现疗效满意，关节功能及稳定性很好，软组织并发症发生率低（深部感染率为 4.9%）。但 Goesling 等应用单侧 LISS 治疗 62 例双髁平台骨折，有 14% 发生复位丢失（6.5% 内侧平台塌陷，4.8% 后内侧骨片移位），其他并发症有深部感染 2%、浅表感染 6%、骨不连 2% 及延迟愈合 6%。该研究认为 LISS 在生物力学测试中具有良好的力学稳定性，然而在临床实践中仍不能完全替代双接骨板等双柱固定方法。

LISS 相对于传统接骨板固定具有明显的生物学及生物力学优势，但其对骨折片间加压复位作用有限，因此通常需用额外拉力螺钉对关节骨块进行骨块间复位及加压固定；其对骨折端闭合复位的技术要求亦较高；其接骨板固定对后内侧移位的骨块支持和固定不够，所以对内侧柱严重粉碎的骨折或后柱骨块较小的平台骨折有一定的失败率，常需内侧或后侧有限切开进行支撑固定。

3. 组合固定技术

对于某些软组织损伤较重的胫骨平台骨折，其软组织条件难以耐受广泛剥离的内固定治疗，单独应用外固定架治疗又难以实现关节骨折的良好复位。有学者提出内、外固定联合应用的方法，即外固定架结合有限内固定，或在软组织条件较好的一侧采用接骨板固定，条件较差的一侧辅以外固定架固定以增加固定稳定性，防止继发成角畸形，即所谓的"混合技术"。这种组合固定方法结合了内固定的力学优势和外固定架的生物学优势。Marsh 等对 21 例复杂胫骨平台骨折采用空心螺钉固定关节面骨块结合单臂半针外固定架固定，外固定平均时间为 12 周，平均随访 38 个月，结果所有骨折均愈合，绝大多数患者获得优良疗效。Kumar 报道一组病例，认为外固定支架结合有限内固定治疗复杂胫骨平台骨折是一种令人满意的方法。Gerber 等对 18 例复杂胫骨近端骨折采用外侧支持接骨板结合内侧外固定架治疗，发生 1 例深部感染、1 例延迟愈合、1 例畸形愈合，所有患者均获得良好功能。也有学者采用分期治疗方法治疗此类高能量骨折，即首先采用跨关节外固定架固定以维持肢体力线，待软组织情况允许后行内固定治疗。Goesling 等采用此方法治疗 67 例高能量胫骨近端骨折，深部感染发生率为 5%，骨不连发生率为 4%，膝关节僵硬（活动度 < 90°）发生率为 4%。

（六）高能量胫骨平台骨折的处理

1979 年，Schatzker 提出胫骨平台骨折分型，将劈裂、压缩型的 Ⅰ ~ Ⅲ 型骨折定义为低能量骨折，而将 Ⅳ ~ Ⅵ 型骨折定义为高能量骨折。低能量骨折主要累及外侧单柱，而高能量骨折主要累及内侧柱或同时累及多柱，即双柱、三柱骨折。此外，Watson 将关节面严重压缩、胫骨平台骨折移位明显、干骺端严重粉碎、软组织广泛损伤的胫骨平台骨折定义为高能量胫骨平台骨折。

1. 初期评估及处理

高能量胫骨平台骨折常伴有胫骨近端粉碎骨折、周围软组织严重损伤，如水肿、脱套、水疱形成；且开放性骨折、污染、血管神经损伤、筋膜室综合征等发生率较高；膝关节周围相关软组织损伤发生率可高达 80%，包括半月板损伤、韧带断裂。手术治疗胫骨平台骨折的目的是解剖复位关节面平整、恢复下肢力线，从而降低远期并发症。然而，高能量的胫骨平台骨折初期伴有严重的软组织损伤，经常引起治疗效果不理想。早期切开复位内固定，会出现伤口裂开、感染等软组织并发症，治疗这种类型骨折的关键在于软组织能否耐受切开复位内固定手术引起的额外创伤。

对多发骨折或伴有严重血流动力学不稳定的多发伤患者，如即刻行内固定治疗需较长麻醉时间和手术时间，将导致失血量增加以及对软组织和骨组织血运的进一步破坏。应该用跨关节外固定支架对骨折处做快速而简单的处理，达到初期稳定、减少手术时间和出血量。这对于血流动力学不稳定的患者尤为重要。目前学者们大多主张对高能量胫骨平台采取分期治疗的原则。对开放性骨折、血管损伤、骨筋膜室综合征及软组织条件较差的患者，急诊用临时跨关节外固定支架获得肢体稳定，减少额外创伤，有利搬运，有利于对软组织评估，减少患肢疼痛以方便进一步影像学检查，同时有利于患肢的护理。待患肢水肿消退及患肢周径减小，水疱处的皮肤再上皮化，皮肤皱纹出现后可行二期的切开复位内固定手术，重建关节面，挽救关节功能。Egol 等对 57 例高能量胫骨平台双髁骨折患者（其中 22 例为开放性骨折）在入院当日即行跨关节支架固定，待软组织条件允许时再行切开复位、接骨板螺钉固定或环形支架固定，二次手术平均间隔时间为 15天（3 ~ 111 天）。平均随访 15.7 个月后结果显示膝关节活动度 1° ~ 106°；膝关节WOMAC 评分平均 91 分；有 3 例（5%）出现深部感染，2 例（4%）发生骨不连，2 例（4%）

膝关节有明显僵硬（膝关节活动度 < 90°）。该研究认为临时跨关节外固定支架既保护软组织、维持骨的固定、阻止关节面进一步破坏从而有利于后期复位，还可减轻患者不适以及减少止痛药用量。

如果评估认为软组织条件短期内无明显好转希望，可使用 Hybrid 外固定或环形外固定支架固定作为最终确定治疗。这些混合外固定支架也可以同时获得稳定的固定、保护软组织的目的。用间接复位、混合外固定的方法治疗高能量胫骨平台骨折已经取得了较好的效果。

混合外固定支架治疗高能量胫骨平台骨折的适应证主要包括：

（1）Schatzker Ⅴ ~ Ⅵ型的骨折。

（2）干骺端及软骨下骨严重粉碎，骨折块太小以致无法用内固定法。

（3）开放性骨折。

（4）严重软组织损伤的骨质疏松患者。

术中通过手法复位或跨膝关节牵开器牵开骨折断端，在安放外固定支架前可在透视下通过开窗复位塌陷的关节面骨折块，复位后经皮置入空心螺钉固定关节面骨折块以利于关节功能的保留。Ali 等采用 Sheffield 环形外固定支架治疗 11 例胫骨平台双髁骨折老年患者，术后早期功能锻炼，3 周后下肢部分负重，6 周后拆除支架，平均随访 38 个月，结果骨折全部愈合，平均膝关节活动度为 101°，Rasmussen 放射学评分 9 例优良，Lowa 膝关节功能评分 8 例优良。

在外固定手术过程中，若考虑后期更换内固定治疗的可能，胫骨侧半针的置入位置不能影响后续手术切口选择。固定针经皮置入时要用保护套保护软组织，防止螺钉间距过紧，造成取钉后应力性骨折；螺钉置入时还应避免软组织损伤区域，包括水疱形成的部位、有皮肤挫伤的部位和有伤口的部位；外固定连接前尽量牵引复位骨折，恢复肢体力线和长度。在某些情况下，部分骨折可以通过软组织张力复位，但应注意避免过度牵引。在屈膝 20° 体位下固定，让患者更舒服。软组织条件恢复到可行内固定手术的体征包括：水疱再上皮化、压痕性水肿消失、皮肤出现皱纹，一般为 7 ~ 14 天。在完成外固定支架固定初期处理后应再次进行 X 线摄片及 CT 扫描重建以明确骨折分类和损伤机制，同时行下肢深静脉多普勒超声检查排除血栓形成。高能量胫骨平台骨折分阶段治疗的流程图。

2. 二期治疗

（1）胫骨平台内髁骨折脱位型骨折（双柱骨折）：这类损伤的原因为膝关节受到高能量外伤，通常是内翻及垂直外力，股骨髁向后侧半脱位，常并发较严重的软组织损伤。这类骨折的半脱位很少由韧带损伤引起，大部分由胫骨平台后内侧劈裂或股骨髁失去支撑而向胫骨平台后内侧移位引起。胫骨平台骨折中单纯交叉韧带损伤不会引起膝关节侧向不稳定及脱位，合并侧副韧带断裂的可能性也较小。临床上如怀疑膝关节脱位为韧带损伤引起，术前可行 MRI 检查以明确诊断。笔者所治疗的病例中在后内侧骨折块解剖复位后膝关节侧向移位均得到纠正，术中膝关节应力试验也均呈阴性。由于骨折涉及胫骨髁间区或平台外侧柱的内侧区，同时伴随后柱中的后内侧劈裂，故符合双柱骨折类型。

该骨折类型非常不稳定，通常需切开复位内固定来恢复关节面和下肢力线。Calla 等认为，为防止膝关节屈曲时骨折块向后下方脱位，应当经后内侧倒 "L" 形入路在后内侧骨块行抗滑动接骨板固定。Fakler 等采用 Galla 的后侧入路治疗 2 例胫骨平台骨折脱位型损伤，随访 1 年后骨折全部愈合，无复位丢失，下肢力线良好，关节活动度为 0 ~ 130°，无术后并发症。笔者等首次采用联合入路：膝前正中入路和后内侧倒 "L" 形入路双接骨板治疗 42 例骨折脱位型损伤患者，前正中入路复位及固定内侧柱，后内侧入路复位及支撑固定后柱中的后内侧骨块。结果 37 例（88%）关节面复位满意，41 例（98%）下肢力线满意，术后 1 年未出现骨折块移位或力线不满意，膝关节 HSS 评分平均为 90.9 分（83 ~ 97分）；所有患者术后无浅表或深部感染，仅 4 例患者（9.5%）术后 1 周内出现伤口渗液。笔者认为只有采用后内侧切口才能将复位骨折块的支撑接骨板置于最佳位置。

另一方面，后内侧小接骨板有助于胫骨平台骨折中的后内侧骨折块的解剖复位与坚强固定。伴有后内侧劈裂的胫骨平台骨折很不稳定。由于脱位型骨折的后内侧骨折块单纯从前方用拉力螺钉很难牢固固定，所以可在后内侧用 3.5mm 系统有限接触加压接骨板（LC-DCP）或 4.5mm 系统 1/2 管型接骨板系统固定，既可以有效抵抗骨折块向后内侧脱位的趋势，即所谓的支撑接骨板，又可以帮助骨折复位。由于支撑接骨板所需承受应力较大，所以应避免使用强度较低的钛合金 3.5mm 系统 1/3 管型接骨板，建议选用强度较高的不锈钢 4.5mm 系统 1/2 管型接骨板。其形状也较符合胫骨近端后内侧骨嵴的解剖形态。另外，3.5mm 系统的 LC-DCP 接骨板的强度较高螺钉较细，对外侧内固定影响小，建议采用。

对这类复杂的胫骨平台骨折，手术成功的关键之一是恢复膝关节的力线。Honkonen 通过对 131 例胫骨平台骨折患者随访发现，残留内翻将严重影响膝关节术后功能。在高能量损伤中，由于内侧柱常呈粉碎性，所以仅用外侧接骨板不但难以固定，而且易发生再移位。生物力学研究表明，胫骨外侧角稳定接骨板联合内侧小接骨板固定后，胫骨平台所承受的最大载荷是单纯外侧角接骨板的 4 倍且胫骨平台骨折可即刻获得稳定。

内侧双入路双接骨板内固定为这类复杂双柱骨折提供了持续且稳定的固定，有效地防止了骨折再移位及膝关节力线的改变，术后切口及软组织并发症明显减少，膝关节功能恢复满意。

（2）胫骨平台双髁骨折（双柱骨折或三柱骨折）：胫骨平台双髁骨折，一般指 SchatzkerV 型和 IV 型骨折，一般累及内外侧双柱或内外后三柱。因为作为高能量损伤，其软组织的损伤较严重，故治疗比较棘手。外侧锁定角稳定接骨板，如 LISS 接骨板的问世为避免皮肤坏死、伤口感染等并发症带来了希望。手术只需做 1 个外侧切口，可减少对内侧软组织的剥离，故可减少感染和骨折延迟愈合的发生率。Stamiard 等报道 34 例胫骨平台双髁骨折采用 LISS 接骨板治疗的早期数据，平均随访 21 个月（12 ~ 38 个月），结果骨折全部愈合，仅2例有浅表伤口感染。Egol等治疗38例胫骨平台双髁骨折患者，平均随访17个月（8～39个月），结果95%患者未发生复位丢失和术后感染，仅5例出现明显膝关节活动障碍（膝关节活动度＜90°）。笔者治疗36例胫骨平台双髁骨折患者，平均随访16.2个月（12～23个月），术后1年膝关节HSS评分平均为89.6分（65～97分）；1例出现下肢深静脉栓塞，1例出现植骨后排异反应，2例发生浅表感染（经保守治疗后愈合），1例出现关节面复位丢失。由于缺少了内侧柱的支撑，采用外侧锁定角稳定接骨板技术是否能避免内侧平台的塌陷，引起了不少学者的关注。Gosling等采用LISS接骨板治疗69例胫骨平台双髁骨折患者，有16例（23%）出现复位不佳，9例（14%）出现继发性复位丢失。Egol等经生物力学试验发现，单一外侧LISS接骨板组术后膝关节稳定性与内外侧双接骨板组的差异无统计学意义，然而对胫骨平台施加压力500N的循环负荷时，单一外侧LISS接骨板组内侧骨折块的塌陷移位程度是内外侧双接骨板组的2倍；该研究认为这可能与LISS接骨板的成分是钛合金，而内外侧双接骨板为不锈钢有关。Higgins等的研究结果与上述结果相似，施加压力100～1000N的循环负荷并作用10 000次后测量内侧平台关节面塌陷程度，显示单一外侧角稳定接骨板组的塌陷程度是内外侧双接骨板组的2倍。

目前采用内外侧双入路双接骨板治疗复杂胫骨平台双髁骨折已被广为接受，治疗的目的不仅要恢复外侧平台的完整性，同时又要给予塌陷的内侧柱一个支撑，以防止出现内翻畸形。由于胫前区在解剖上是一个相对缺血区，若采用传统的前正中切口同时暴露内外侧平台，对平台周围软组织进行广泛的剥离，会破坏骨折端的血运，影响骨折愈合的生物学环境，导致骨折延迟愈合或不愈合。

另外，该显露方式还伴有较高的并发症，特别是术后感染、皮肤坏死的发生率较高。有文献报道术后感染率可高达23%～100%。Georgiadis于1994年首先提出了用前后联合入路以减少复杂胫骨平台骨折的软组织并发症。笔者改良了这一联合切口，采用改良的双入路即膝前外侧入路联合后内侧倒"L"形入路治疗高能量三柱骨折。以较大的前外侧入路暴露外侧柱，避开了胫前缺血区，并通过前外侧"骨折窗"复位后外侧胫骨平台的关节面，前外侧切口下丰富的肌肉可很好地覆盖较大的内置物；内侧柱较表浅，易暴露，故通过后内侧小切口即可在直视下进行复位；偏后的切口可保证两切口间留有足够宽的皮桥，也有利于后侧肌群对内植物的覆盖。后内侧倒"L"形入路可以满足后柱包括后内侧和后外侧骨折的复位和固定。该方法治疗29例患者，平均随访27.3个月（24～36个月），除1例出现胫骨平台前缘4mm的塌陷外，其余病例均比较满意，没有发生翻修病例。术后2年膝关节活动度2.7～123.4°。Barei等采用改良双切口治疗41例胫骨平台双髁骨折并平均随访49个月，结果2例出现深部感染，10例有深部静脉血栓形成；其中31例有完整的影像学随访资料，显示17例关节面复位满意，28例正位X线片显示力线良好，21例侧位X线片显示力线良好，所有31例患者均无明显的髁宽度增加。有学者采用改良双接骨板结合 MIPPO 技术治疗胫骨平台双髁骨折，术中先采用跨关节外固定支架牵引恢复膝关节的力学轴线，再用点状复位钳间接复位，整复胫骨平台关节面，内外侧双接骨板结合 MIPPO 技术进行可靠的内固定。

    总之，治疗高能量损伤所引起的胫骨平台骨折，要特别重视对软组织并发症的预防。固定时必须保护骨折愈合的生物学环境，根据骨折的类型合理选用包括外固定支架、经皮接骨板固定术在内的各种生物学固定方法。但是由于伤情复杂，任何胫骨平台骨折都存在独特的病理解剖特点，个体化的有效治疗非常重要。而且，每一种治疗方法都有其优势和局限性，在计划治疗方案时必须予以考虑。胫骨平台骨折的治疗依然是对创伤骨科医师的一大挑战，医生一定要全面详尽了解损伤的情况，认识各种治疗方法的优势与缺陷，选择正确的治疗方法，精心设计、精心操作，力求达到最好的治疗效果。随着胫骨平台骨折一般性诊治技术的深入和普及，如何提高复杂胫骨平台骨折手术的成功率和长期效果已经成为许多骨科医生近年探讨的焦点。

（七）胫骨平台后柱骨折

    胫骨平台后柱骨折比较特殊，主要累及胫骨内、外侧髁的后 1/3，有关这种骨折类型的文献报道比较少。

    DeBoeck 和 Opdecam 报道了 7 例胫骨平台后内侧骨折的复位，并使用 T 形接骨板固定，未发生任何并发症。Gerogiadis 报道了 4 例联合应用前侧和后内侧入路进行骨折复位的病例，于平台后内侧放置 4.5mm 的半管形或 T 形接骨板固定骨折块，无严重并发症，复位固定良好。Lobenhoffer 报道了 29 例，其中 9 例采用后内侧入路，12 例采用后外侧入路，3 例联合使用后内侧和后外侧入路，另外有 2 例联合后侧和前侧入路，对后内侧骨折块使用了软骨下拉力螺钉和抗滑接骨板固定，后外侧骨折块则使用了支撑接骨板。笔者曾报道了 11 例（3 例后内侧劈裂骨折，4 例后外侧劈裂骨折，4 例同时累及双髁的整体后柱骨折）病例，随访 12 ~ 24 个月（平均 17.4 个月）后全部愈合；术后 12 个月膝关节 HSS 评分平均为 85.4 分（68 ~ 95 分），优良率为 90.9%；术后 12 个月膝关节活动度平均为 1.8 ~ 122.3°；术后有 1 例患者出现切口裂开，1 例患者发生切口皮缘部分坏死，1 例术后出现小腿内下方感觉麻木。Bhattacharyya 等采用相同方法治疗 13 例，随访 13 ~ 27 个月（平均 20 个月）后骨折全部愈合；骨骼肌功能评分平均为 19.5 分，显示功能良好；仅 2 例出现并发症（1 例伤口裂开，1 例膝关节屈曲挛缩）。Carlson 等采用后外侧入路联合后内侧入路治疗 5 例胫骨平台后侧双髁骨折，随访 6 ~ 24 个月后患者膝关节功能基本恢复正常；膝关节活动度为 2 ~ 121°；术后有 1 例出现深静脉血栓形成，1 例切口裂开，3 例出现短期隐神经感觉功能缺失。Khan 等分析了 80 例胫骨平台骨折，其中也仅有 10 例是后柱骨折。由于骨折块的位置偏后，复位和固定都比较困难，处理不当会影响复位的准确性和固定的稳定性，还可能增加并发症的发生率，因而胫骨平台后侧骨折需要认真分析和处理。

到目前为止，以传统的 Schatzker 分型和 AO 分型为代表，大多数对胫骨平台骨折的理解、分型和影像学诊断的描述都是以膝关节的前后位 X 线片为基础的，很少考虑到膝关节的矢状面移位。胫骨平台后柱骨折的骨折线主要位于冠状面上，准确的诊断必须依靠 CT 扫描。胫骨平台后柱骨折属于"三柱"分型中特殊的一类骨折。依据"三柱"分型，又将其分为后内侧和后外侧两部分。以 CT 扫描影像为依据的胫骨平台骨折的"三柱"分型有助于外科医生更好理解骨折类型，是胫骨平台骨折有价值的分型系统，是与损伤机制相关联的分型系统，有助于指导手术入路和内固定方法的选择及对损伤机制的判断，从而能显著提高复杂胫骨平台骨折的治疗效果。

尽管临床上采用前侧入路多能对胫骨平台骨折实施手术治疗，但笔者认为，前侧入路对 Schatzker IV ~ VI 型中累及胫骨平台后柱的复杂骨折的处理存在局限。平台后柱劈裂压缩骨折，由于骨折线偏后，从复位角度来看，前侧入路难以显露骨折线，无法进行直视下复位；通过骨折窗复位，又很难做到解剖复位，而后侧入路占有优势。从固定稳定性角度来看，前侧入路只能利用自前向后置入的拉力螺钉进行骨折固定，骨折的稳定性主要依靠拉力螺钉所提供的骨折块间的压力来维持。由于膝关节屈曲时后侧平台所受剪切应力很大，胫骨平台后柱骨块处于压力侧，因此需要使用接骨板固定骨折块，提供充分的支撑作用。笔者已经通过生物力学实验证实从后侧固定后柱骨折具有明显的力学优势，其力学稳定性更佳。为了做到这一点，后侧入路无疑是必要的。现有的后侧入路有膝关节后正中入路、后外侧和后内侧"S"入路、Lobenhoffer 入路等。随着临床研究发现，上述后侧入路对胫骨平台后柱骨折块的治疗虽然有一定优势，但其缺点不容忽视，为此笔者提出了膝关节后内侧倒"L"形切口。这一入路不仅继承了前述入路的所有优势，而且避免了其他入路的弊端。

手术入路的选择不仅关系到手术能否有效地进行，甚至直接影响手术和治疗的效果，需要在实践中探索、实践、改进和完善。目前的趋势是在治疗复杂胫骨平台"三柱"骨折时有必要采用联合入路。当然，除手术入路之外，手术操作的技术更是举足轻重。胫骨平台后柱骨折的手术固定方法与其他类型骨折无差别，但在内固定物的选择上，由于平台后方的解剖轮廓并不规则，与干骺端移行区弯度较大，使各种接骨板难以精确塑形与骨折端贴服，又没有相关的形态解剖学研究描述其特征，临床上尚无符合该解剖特点的内固定物。不同学者尝试使用 LC-DCP、重建接骨板、"T"形接骨板、小型"T"形接骨板及三叶草接骨板等适度预弯后进行支撑固定，其短期临床效果无明显差别。尽管文献报道过不同学者采用不同的内固定物治疗胫骨平台后柱骨折的经验，但远期疗效尚无定论，且不同内置物无法统一评判。

有了对胫骨平台后柱骨折的认识和理解，这使得对三柱骨折的治疗得心应手。对于三柱骨折，我们推荐采用后内侧倒"L"形入路联合前外侧入路。胫骨平台的"三柱"骨折不常见，发生率只有9.3%，然而，后柱骨折采用传统入路手术非常困难，采用后内侧倒"L"形入路后，后外侧及后内侧骨折块都能在直视下复位及固定，内侧柱骨折块沿切口内侧缘向前分离也可复位，外侧柱通过前外侧切口显露并复位固定；患者采用"漂浮"体位，可以避免术中二次消毒。

（八）导航技术在胫骨平台骨折中的临床应用

1. 二维透视导航技术的应用

随着医疗水平的不断提高，人们对手术的安全性和有效性的要求也日益提高，计算机辅助技术就成为目前骨科的一个主要发展方向。骨科导航技术，如今已涉及脊柱外科、关节外科、创伤外科、骨肿瘤和矫形外科。其中X线透视导航尤其适用于创伤骨科。自从引入导航技术后，医师可以做到多角度实时监控操作，显著提高了内置物准确率并减小了手术创伤。通常手术能在短时间内完成，且属于微创手术，切口相当小，所以大大减少了患者的出血量。同时，骨科手术无法避免透视，这也是患者和医护人员相当关心的问题，由于采用了导航技术，可以多视角观察，且可以虚拟手术过程，所以无须反复透视，大大降低了X线透视时间，节省了医疗资源。对于多发骨折的患者，导航技术的优点还在于无须过多改变手术体位，从而减少手术带来的风险。导航技术也能准确指导内固定物放置的位置，从而提高了手术的一次性成功率。

在胫骨平台骨折的适应证方面，目前导航技术主要适用于骨折无移位或能手术复位的平台劈裂骨折且能采用螺钉加压后复位固定的骨折，或单纯压缩骨折且能通过导航下顶棒抬高复位的骨折。

手术操作主要有以下步骤：

（1）通过一系列导航操作的准备，C形臂X线透视机采集影像学数据资料。通常采集两幅图像，以骨折端为中心，包括正位和侧位。

（2）在虚拟影像学图像上模拟胫骨内侧开窗位置及方向。

（3）在胫骨近端内侧做1个3cm切口，逐层分离至骨面，并沿原虚拟导针方向置入1根克氏针做标记。开窗后用顶棒抬高外侧塌陷的关节面，并置入人工骨填补骨缺损。

（4）再次在图像上虚拟拉力螺钉的进针方向、位置和角度。

（5）一般置入两枚拉力螺钉。分别在进针处做1个1cm切口，分别置入1根克氏针后，再次透视确认位置良好后，拧入相应长度的拉力螺钉。透视确认螺钉位置满意后，取出克氏针。

导航技术的优点总体可以概括如下：透视导航的实时监测功能减少了患者和医师的X线照射量，提高了手术的精确度、准确度和安全性，缩短了手术时间和减小了手术创伤等。此外，透视导航系统将在虚拟外科环境中的外科培训和评价中发挥重要作用。这一技术将不仅为年轻外科医师进行外科实践提供机会，而且也将出现涉及外科技术资格客观评价的检测系统。

2.术中三维透视成像（三维 C 形臂）的应用

术中清晰的断层三维图像具有更好的图像质量，对术中判断胫骨平台骨折的复位情况及内固定位置是非常必要的。术中的断层图像使得术中立即进行三维评价复位和固定成为可能，能避免可能出现的二次翻修手术。对于复杂的胫骨平台骨折，术中无法看到关节面，而传统的二维透视诊断价值有限，通过经验的积累也难以解决问题，可以使用三维成像来更好地观察关节面的复位情况以及螺钉的位置。术中的三维透视成像给术者提供了更多必要的信息。对于富有经验的骨科医生而言，通过传统的二维透视就能很好地处理一些简单骨折，如四肢骨干骨折以及术中可以直视关节面的关节内骨折，没有必要术中使用三维成像。但是在急诊室，一些经验还不是很丰富的年轻医生常常需要独立完成骨折内固定手术，此种情况下，术中三维成像就很有必要，能起到术中验证的作用，避免可能的二次翻修手术。

通过对术中三维成像与术后 CT 图像质量的比较，对骨皮质、骨松质、关节面、金属伪影及临床判断等方面进行评分，对图像质量形成临床判断发现，3D 导航在对骨皮质的显示方面可以与 CT 相媲美，对关节软骨下的软骨下骨显示比较清楚，所以对关节面的描绘比较突出。对关节内骨折而言，判断关节面的复位及螺钉是否进入关节腔的临床诊断价值可以与 CT 相当。在创伤骨科的应用可能基本替代术后 CT 扫描。

目前，术中 3D 导航还存在以下诸多缺点：

（1）虽然维护成本比较低，但购置费用较昂贵。

（2）射线剂量较普通二维透视导航大，但比普通 CT 的射线剂量要小很多。

（3）对软组织以及骨松质的成像质量还不高，特别是三维立体重建的效果需要提高，而且对不锈钢材质的伪影还比较大。

（4）成像范围局限（12×12×12cm）。

（5）需要强有力的技术团队配合，一般需要包括手术医生、器械护士到专门的 C 形臂操作技师、导航仪图像调度人员等诸多人员的相互配合。通过熟练而默契的配合，从体位准备到获得所需要图像，在短短几分钟就能得到所需要的断层图像和强大的图像后处理能力，用于指导手术。

（九）胫骨平台骨折畸形愈合的治疗

胫骨平台骨折畸形愈合的原因通常与最初的治疗相关，但并不意味着当时选择的治疗方法有误，因为当时的很多因素使术者无法选择最佳骨折治疗方案；另一畸形愈合原因可能与复位不良、植骨及内固定不充分以及术后处理不当有关。胫骨平台骨折畸形愈合的短期影响可在骨折愈合后很快出现，畸形严重且其程度超过邻近关节代偿极限时症状即出现；远期影响可能是一缓慢发展过程，往往由相应的关节超负荷和退变引起。

胫骨平台骨折畸形愈合常伴有膝内外翻、胫骨平台不完整、股胫关节应力对应关系改变所致创伤性关节炎等。畸形愈合手术治疗难度大，不能单一化，应根据影像学资料，术前充分准备，以不同骨折类型、愈合情况、初始治疗方法等制订详细的手术方案。

1. 手术适应证

胫骨平台骨折畸形愈合引起临床症状是矫形手术的适应证，而骨骼畸形对肢体的影响及其伴随的症状却是变化的。以往有研究努力寻找影响畸形矫正手术适应证的主要因素，如关节有非生理性力学负荷及功能状况，对邻近关节的关节囊—韧带结构的影响，骨骼、软骨及软组织形态条件，患者主诉及美容要求等。Honkonen 研究认为，胫骨平台向内或向外倾斜 > 5°、压缩 > 5mm、胫骨髁宽度增加 > 5mm 均应手术治疗。Bennett 等将胫骨平台骨折关节面塌陷或移位 > 5mm 或轴向不稳定 > 5° 作为手术治疗指征。Rasmussen 则认为手术指征不在于骨折块大小或关节面塌陷程度，而在于膝关节屈曲 20° 时有无 10° 以上的不稳。胫骨平台骨折凹陷型台阶畸形在关节活动时不会磨损对应的关节面，而隆起型台阶畸形在关节活动时则会磨损对应的关节面，最终导致骨关节炎。因此，关节内骨折复位要尽量避免遗留隆起型台阶畸形，以避免患肢持续被动活动时磨损与骨折对应的关节面。Schatzker 报道证实当隆起型台阶畸形的高度为关节软骨厚度 1 倍时，关节软骨还可修复，如果达到 2 倍时，骨折处软骨下骨质将会裸露。因此，关节软骨全层损伤遗留隆起型台阶畸形的高度最多不得超过关节软骨厚度的 2 倍。

有其他学者认为，胫骨平台骨折台阶畸形手术修复适应证为：

（1）非髁区移位 > 8mm、髁区移位 > 5mm 的隆起型台阶畸形。

（2）移位 > 10mm、塌陷面积占平台面积 1/3 以上的凹陷型台阶畸形（如为髁区塌陷则适应证适当放宽）。

（3）移位 > 5mm、膝内翻或外翻畸形 > 5° 的单侧平台整体或大部分骨折塌陷。

（4）单侧胫股关节对应关系不佳，处于半脱位状态。

2. 截骨矫形术

截骨矫形术适用于伴有膝关节内外翻或股胫关节对应关系改变导致创伤性关节炎的胫骨平台骨折畸形愈合患者。胫骨高位截骨术是畸形愈合矫形术最常用的手术方法，适用于年轻患者。目前该方法可在计算机导航辅助技术支持下进行，可达到非常满意的效果。但过度纠正力线也会导致手术早期失败或关节面倾斜。

（1）胫骨近端闭合截骨术：胫骨近端闭合截骨术切口位于膝关节外侧中部，弧形向下，止于腓骨头远端，显露并截除与拟截骨楔形底面等长的腓骨，注意保护腓总神经，剥离显露胫骨外侧髁。在胫骨平台关节面下方 1cm 处平行关节面置入 2mm 克氏针。在克氏针下方避开上胫腓关节联合，由前外向后打入槽形刀，安装截骨导向器，将第二根克氏针与第一根克氏针平行打入导向器孔内，按术前计划测量楔形骨块底边长度，并在其下方斜行打入第三根克氏针。去除槽形刀和截骨导向器，沿槽形刀路径植入接骨板并紧贴胫骨外侧皮质。沿第二和第三根克氏针方向截除楔形骨块，用细克氏针钻孔折断对侧薄层骨皮质，以保证对侧骨膜和软组织袖的完整。轻轻折断对侧骨皮质使截骨面合拢。将两根骨皮质螺钉斜行拉入远端骨块内，穿出对侧皮质并固定。

（2）胫骨近端张开截骨术：胫骨近端张开截骨术是在胫骨近端内侧做一个短弧形切口，自胫骨结节内侧延伸至关节线附近。平行髌腱内缘和内侧副韧带前缘切开筋膜。保护内侧副韧带纤维，有限剥离胫骨近端骨膜。X线监视下由内向外打入两根克氏针标记截骨平面，直至恰好位于胫骨外侧皮质水平。使用摆锯截骨，截骨面呈斜行，止于上胫腓关节，然后在胫骨结节后方与第一个截骨平面成角截骨。在双侧截骨面间插入撑开器使截骨面逐渐张开至拟矫正角度。选择合适的胫骨近端锁定接骨板并放置于胫骨前内侧，在截骨间隙放入骨替代材料或自体骨松质粒并嵌实，向后外侧钻孔后拧入锁定螺钉并与接骨板锁定固定。

胫骨近端闭合截骨术作为首选治疗方法已沿用多年，它的优点在于较低的并发症发生率及较高的愈合率，同时可增加稳定性；缺点主要是引起下肢短缩和总神经损伤。胫骨近端张开截骨术无须截断腓骨，无神经损伤风险，同时增加了内侧副韧带的稳定性；缺点在于可增加髌股关节应力，引起医源性关节内骨折、骨延迟愈合及骨不连等。有多项研究比较了闭合型截骨术与张开型截骨术的疗效。在术后力线改变方面，Hoell等发现闭合型截骨术与张开型截骨术没有差异。在固定强度方面，有研究证实闭合型截骨术与张开型截骨术之间无差异。在矫正精确性方面，Brouwer等认为闭合型截骨术具有更精确的矫正效果，而Gaasbeek、Magyar等认为张开型截骨术的精确性更高。Luites等发现闭合型截骨术与张开型截骨术在稳定性上没有差异，但在精确性上张开型截骨术优于闭合型截骨术，因此推荐采用张开型截骨术。另有研究发现闭合型截骨术后胫骨平台后倾角减小，而张开型截骨术后胫骨平台后倾角则增大。针对不同的畸形情况，选择张开型截骨术抑或闭合型截骨术取决于多方面因素，如医生对某一类截骨手术的偏好和熟练程度、畸形的类型、并发症的考量、固定稳定性和精确性的因素等。

（3）单髁截骨术（经关节截骨术）：单侧平台干骺端截骨术适用于内侧或外侧平台单侧倾斜所致膝内、外翻畸形及骨性不稳定。手术取患者膝前内侧或前外侧切口，自干骺端截骨至胫骨髁间下方，整体撬拨上抬内侧或外侧平台并矫正畸形，取修整好的楔形自体髂骨块植骨支撑，而后用接骨板内固定。

（4）关节软骨下截骨术（关节内截骨术）：关节内软骨下截骨术适用于中央部塌陷而边缘并未塌陷（即原始骨折为0柱骨折）的胫骨平台骨折畸形愈合，但不适用于胫骨高位截骨术病例。对Schatzker Ⅱ、Ⅲ型胫骨平台骨折畸形愈合，可采用膝外侧切口；对Ⅳ型胫骨平台骨折畸形愈合，可采用膝内侧切口；对Ⅴ型胫骨平台骨折畸形愈合，可视情况选择膝内侧或外侧切口。直视下用锐利骨刀在塌陷关节软骨下约2mm处开窗，顶起塌陷的关节软骨，缺损区取髂骨植骨，先用骨松质往里打压填塞，再用块状带骨皮质的髂骨块填塞在骨松质下面并压实，然后用支撑接骨板、螺钉坚强固定。对胫骨平台不是整体塌陷、侧后方并未塌陷或有边缘骨赘形成的胫骨平台骨折畸形愈合患者，采用胫骨高位截骨、整体顶复的方法并不能恢复关节平整；对 Schatzkerm 型胫骨平台骨折畸形愈合患者，开窗顶起关节面的方法也非常困难，因为畸形愈合后软骨下骨质因压缩塌陷变得非常坚硬，开窗也很难顶起，很容易造成关节面新的损伤。此外，软骨下截骨术截出的骨质较薄，很容易塑形并恢复关节面平整，这是该术式最大的优点。

胫骨平台骨折畸形愈合晚期重建的优势在于可充分利用关节组织再生能力，恢复关节活动度，恢复关节面平整和关节稳定性，矫正肢体畸形，使一些以前认为没有希望的关节恢复令人满意的功能。关节重建术后近期可明显改善关节功能，提高关节活动度，矫正肢体畸形，增强关节稳定性，缓解疼痛；远期可防止或延缓骨性关节炎发生，恢复肢体解剖形态，修复骨缺损，维持骨量，为未来治疗提供方便。胫骨平台骨折畸形愈合手术难度大，治疗不能单一化，故术前须充分准备，了解患者期望，完善手术计划，选择最合适的治疗方案。

四、胫骨平台骨折的术后处理及并发症的预防

（一）术后处理

应根据术中所见及固定的稳定程度决定胫骨平台骨折的术后治疗。最初，以厚棉垫从足趾至腹股沟加压包扎，术后继续抗炎治疗，负压吸引至少持续 24 小时或维持至引流量很少。

下肢关节损伤的处理方法是早期运动和保护下负重。如果软组织损伤不严重，伤口闭合后没有太大的张力，可以立即进行持续被动运动（CPM）。医生应注意运动弧度，以避免伤口形成过大的张力。如果缝合处有明显的肿胀和张力存在，持续被动运动应延至术后 48 小时肿胀消退后进行。可去除厚重敷料，将肢体放置在铰链支具上逐渐增加运动范围。尽管早期活动开始有些疼痛，但是好处不言而喻。1 周后通常停止持续被动运动，鼓励患者进行主动的康复训练或轻柔的辅助运动。

术后应当早期开始理疗，辅助移动和步态训练，增加活动范围，保持肌力。出院患者 2 周内复查拆线，随后每月随访。复查 X 线片，随关节愈合进程负重程度逐渐增加，但所有类型的骨折均应保持至少 6 ~ 8 周的严格不负重。一旦伤口早期愈合，就可以更有力地进行主动的及主动辅助下的关节活动度练习。术后 4 周内膝关节屈曲应该达到 90°，这一点很重要。

根据 X 线检查显示的骨折愈合情况，通常在 6 ~ 8 周开始不完全负重。对于高能量的 V 型和 VI 型损伤，患肢的不完全负重需推迟至 10 ~ 12 周进行。大多数患者可以在 12 ~ 14 周开始完全负重。股四头肌和腘绳肌肌力训练应持续进行，并随活动需要而增加。

V型和Ⅵ型损伤在干骺端和骨干连接处可能有骨缺损或粉碎骨折片，尤其最初为开放性骨折时，该区域的骨折愈合可能会延迟。如果骨折愈合无明显进展，应在负重开始增加以前早期植骨。一旦软组织情况允许就可以进行自体骨移植。通常损伤后 8 ~ 10 周就可以观察到有延期愈合的表现。

对于使用组合式或环形细针外固定架的患者，应尽可能早地开始关节主动活动。有些情况下，贯穿腓骨的固定针和胫骨内侧面固定针的存在会撞击局部软组织。这些固定针会引起疼痛，抑制了患者的主动伸屈活动。一定要注意早期松解这些针周围软组织的张力，这样可以避免局部组织的坏死及随后的针道感染。而且，由于早期关节活动疼痛较轻，所以比较容易。如果需要，可以逐渐调整支架以矫正力线及对骨折粉碎区域进行加压。这样可以获得骨与骨之间的接触，形成一个更稳定的骨折构型。随着骨折愈合进展，这些支架可以允许完全、无限制地负重。如果支架动力化后患者疼痛增加或 X 线可见有细微变化，可以认为是骨折尚未完全愈合。如果出现这种情况，支架需重新加固，以保护骨折进一步愈合，同时需考虑植骨。

（二）并发症的预防

基于上述观念，胫骨平台骨折的治疗效果大为改善。术前计划中的新观念，微创的暴露方法、微创的内置物放置方法、微创的手术技术（例如关节镜辅助下重建、细张力固定针的组合式外固定架的使用）都能降低并发症的发生率，提高这类损伤的治疗效果。但了解这些并发症及其正确处理方法同前面所述观点一样重要。尽管胫骨平台骨折的诊断和治疗已大为改善，但是并发症仍然会发生。

如果通过受伤的软组织需慎重选择手术时机，时机不当且术中广泛剥离容易导致伤口皮肤软组织坏死和感染。通过仔细评估软组织损伤情况、延期手术、限制皮瓣范围、骨膜外剥离骨折块、减少骨折处软组织剥离等方法能够降低组织坏死的风险。术前 CT 资料能够帮助设计骨折部位的手术切口。使用外固定架、股骨撑开器或大号经皮复位钳，经皮置入的空心螺钉等间接复位技术能够减少软组织的额外手术损伤。

一旦伤口皮肤软组织坏死发生，即使看起来表浅，也应立即进行手术处理。必须对所有失活的皮肤、肌肉和骨进行清创冲洗，只有确保伤口闭合后无张力存在，才能立即闭合伤口，留置负压吸引。

如果出现深部脓肿，应尽早敞开伤口，进行清创冲洗。如果伤口的细菌培养确认为阴性，可以二期闭合伤口。多数患者需要采用外侧或内侧腓肠肌旋转皮瓣，少数大面积皮肤溃烂，软组织坏死的患者需要游离皮瓣移植。

应保持骨折的固定使其稳定。如果内固定物明显松动或固定不充分，应去除后更换跨关节外固定架固定。固定失效合并伤口溃烂和感染通常是灾难性的并发症，最终会导致继发性膝关节强直。关节内感染合并不稳会迅速导致软骨溶解、关节破坏。

因胫骨平台主要由骨松质构成,周围有软组织附着,具有良好的血液供给及成骨能力,骨折容易愈合,但由于过早负重,致胫骨内髁或外髁塌陷;内固定不牢靠,粉碎骨折有缺损,未充分植骨造成畸形愈合。

无菌性不愈合也可发生,尤其是在高能量的 Schatzker V 型、Ⅵ型骨折,通常会发生在干骺端和骨干连接处。前面已经提到,这种损伤一旦有明显的骨缺损,应进行植骨。某些情况下,需要重新固定。如果因为大的关节骨块移位导致关节复位丢失,要尽可能考虑重新固定,尤其是移位引起关节不稳时,因为晚期调整将非常困难。畸形愈合可以与迟发关节塌陷,干骺端—骨干连接处畸形一同发生。如果力线改变,需要截骨恢复正常力线。如果老年患者发生关节面畸形愈合,关节内截骨或经关节截骨或全膝关节置换都是补救措施。

胫骨平台骨折后创伤性关节炎的发生率仍不十分清楚。但已有多位学者证实,关节面不平滑和关节不稳定可导致创伤后关节炎。青壮年骨折后出现退行性关节炎,并不是人工全膝关节置换的理想适应证。若关节炎局限于内侧室或外侧室,可用截骨矫形来矫正;若是 2 个或 3 个室的严重关节炎,则需行关节融合或人工关节置换术。在决定是否手术治疗时,年龄、膝关节活动范围及是否有感染等因素起着重要作用。

严重的骨折或术后没有立即进行早期关节活动会发生关节纤维化。这种难治的并发症,是由于伸膝装置受损、原始创伤致关节面受损以及为内固定手术而做的软组织暴露所致。术后的制动使上述因素进一步恶化,一般制动时间超过 3 ~ 4 周,常可造成某种程度的关节永久僵硬。为了降低伸肌挛缩的风险,不能进行 CPM 操练的患者及伤口不能耐受屈曲姿势的患者可以在术后 2 ~ 3 天将膝关节固定于屈曲 60 ~ 90°。如果伤口愈合情况满意,鼓励进行主动运动。这些情况下,屈曲活动非常有利于术后膝关节的活动。

第八节　肱骨近端骨折

肱骨近端骨折是常见的骨折类型之一,占到全身骨折的 4% ~ 5%。在老年患者中,肱骨近端骨折仅次于股骨近端和桡骨远端之后,是第三位高发的骨折类型,其治疗有赖于损伤的机制、患者的年龄、活动水平和骨折类型。

一、肱骨近端骨折的应用解剖

肱骨近端与肩胛骨的肩胛盂构成盂肱关节,具有前屈和背伸、内收和外展、内旋和外旋等活动功能。肱骨近端骨折将给盂肱关节的功能带来损害,需要认真处理。

肱骨近端由肱骨头、大结节和小结节构成。肱骨头的关节面止于肱骨解剖颈;通常后倾 25 ~ 35°,范围可以从 8 到 74°;头—干角约 135°,其旋转几何中心位于肱骨干纵轴的后侧 2.6mm、内侧 7mm 处。大结节和小结节之间是结节间沟，有肱二头肌长头腱通过。结节间沟由外至内大约 1cm，沟顶部为横行的肱骨韧带；结节间沟有 3 块肌肉附着，胸大肌附着在沟的外侧缘，背阔肌附着在底部，大圆肌附着于内侧缘。大结节和小结节的远端是肱骨外科颈，为最常见的骨折部位。肱骨外科颈骨折时，附着在结节间沟的肌肉使肱骨干向内侧移位。肩袖肌肉附着于大小结节上：肩胛下肌单独附着在小结节上，主肱骨头旋内；冈上肌、冈下肌和小圆肌从前到后分别附着在大结节上，主肱骨头旋外。在多数肱骨近端粉碎性骨折中，肌肉的合力导致小结节向内侧移位，而大结节根据骨折的部位向后侧或上方移位。

肱骨头最主要的血供来源于旋肱前动脉，起自腋动脉第三段的外侧分支，距离胸大肌下缘远端 1cm。旋肱前动脉在结节间沟的外侧上升，向下穿过喙肱肌到达肩胛下肌下缘处的外科颈发出前外侧分支。这些分支营养小结节，向下穿过肱二头肌腱，向上至弓形动脉，这些终末血管营养大部分的肱骨头。旋肱前动脉也与腋动脉第三段的另一条动脉，旋肢后动脉在四边孔处相互吻合。旋肱后动脉营养肱骨头后下侧的一小部分区域以及大结节后方。肱骨近端骨折后肱骨头的血供受影响的程度与骨折的类型、部位、骨片大小及移位有关。有学者对肱骨近端三部分和四部分骨折时肱骨头的活力进行检测，发现肱骨头不同位置的血供无差异，因此建议即使在肱骨近端粉碎性骨折仍可以保留肱骨头。

Hertel 等研究发现了 3 个可以预测肱骨近端骨折后肱骨发生坏死的因素：

1. 后内侧骨片长度 < 8mm。

2. 内侧距完整性缺失。

3. 解剖颈骨折与肱骨干移位 > 2mm。

当这 3 个因素同时出现时，肱骨头缺血的预测值将达 97%。Jakob 等研究发现，在外翻嵌插的四部分骨折，肱骨头骨死发生率比传统四部分骨折的发生率低，并且有较好的预后。

肱骨近端靠近臂丛神经，发生骨折后有损伤臂丛神经的风险。最近的 1 篇文献总结了腋神经损伤概率为 5%~30%。腋神经起自臂丛的后束，从后外侧穿过肩胛下肌，同旋肱后动脉一起进入由大圆肌、小圆肌、肱骨干及肱三头肌腱长头腱围成的四边孔，从盂肱关节囊下方穿过。因此，肱骨近端骨折后腋神经最容易遭受损伤。不过，临床上需要区别真性腋神经损伤引起的三角肌瘫痪和三角肌假性麻痹，因为后者系创伤后肩带固定所致，无须处理。

肱骨近端骨折多为跌倒时上肢过伸性损伤所致，占所有骨折的 5% 左右，女性多于男性（男∶女 =1∶3），发生率随年龄增长而增高。随着社会老龄化，肱骨近端骨折的发生率有增高的趋势。有人调查发现，1970 年每 10 万人有 32 例，2002 年增加到 105 例。其实，接近 3/4 的肱骨近端骨折发生于 60 岁以上的老年患者，往往是低能量损伤，如行走不慎摔倒。年轻患者多为较高能量的损伤，如车祸等引起的单发或多发伤、电击伤、癫痫发作产生的损伤等。高能量损伤者还常常伴有其他并发症。老年人发生肱骨近端骨折的高危险因素包括骨密度降低、视觉下降和肢体平衡性减弱、容易跌倒等。因此，越来越多的文献将肱骨近端骨折纳入骨质疏松或脆性骨折。有学者做了分析研究，55～75岁肱骨近端骨折患者中，89%的患者被诊断为骨量下降或骨质疏松症。可见，临床上在治疗老年人肱骨近端骨折时，还需要处理和治疗骨质疏松。

二、肱骨近端骨折的临床诊断

病史和体格检查仍然是诊断肱骨近端骨折的重要手段。病史包括损伤的类型、损伤的暴力大小、有无伴随的损伤等。对于老年患者，还需要了解骨质疏松的程度、日常的活动程度、肺功能和心功能的情况。体格检查除了注意局部肿胀情况、软组织损伤程度、皮下瘀斑范围和是否存在骨折畸形之外，还必须检查神经血管的功能状况，主要是腋神经、臂丛神经和腋动脉的检查。

肱骨近端骨折的影像学检查是确诊所必不可少的。X 线检查包括拍摄真正的前后位摄片（AP）、腋路位和肩胛骨切线位 X 线片。

拍摄真正的前后位片时，球管与肩胛骨平面垂直；肩胛骨"Y"位的拍摄是从后向前，肩胛骨与冠状位成 40°。"Y"下方的一竖代表肩胛骨体，上方前斜线代表喙突，上方后斜线代表肩胛冈和肩峰，肩胛盂位于"Y"的中心，肩关节正常时肱骨头与肩胛盂重叠。

腋位片拍摄时肩关节外展 70～90°，X 线向头侧投射，胶片置于肩关节上方。由于患者疼痛摆不好体位，拍片比较困难。亦可拍 Velpeau 腋位片作为替代：令患者站立，患肢悬吊，身体后倾 30～45°，X 线向尾侧投射。

随着 CT 技术的发展和成熟，螺旋 CT 乃至多排 CT 的出现，已经能够利用三维成像技术显示骨折的三维立体形态，使得肩关节真正前后位和腋路位片的拍摄显得不那么重要了。磁共振成像（MRI）检查很少用于急性损伤，但能提供软组织，包括肩袖的病变信息，其在肱骨近端骨折中发生率 > 70%。

三、肱骨近端骨折的分型系统

肱骨近端骨折的分型系统有许多种，临床上可以选择简洁、重复性高的分型，不仅可正确理解骨折还能为治疗决策提供帮助。最常用的分型有 Neer 分型、AO 分型、Hertel 分型以及 Habermeyer 分型等。

（一）Neer 分型系统

Neer 分型系统不以骨折线的数量，而是以骨折块的移位进行划分。Neer 把肱骨近端分为肱骨头、大结节、小结节和肱骨干 4 个部分，将移位定义为骨块移位 > 1cm 或成角 > 45°。但是移位是一个持续的过程，临床上要定期复查。Neer 分型对肱骨近端骨折的类型有相当严格的标准：如果骨折块或骨折所涉及的区域移位 < 1cm 或成角 < 45°，就被定义为一部分骨折；而二部分骨折则分为二部分解剖颈、二部分外科颈、二部分大结节和二部分小结节骨折；三部分骨折中力学平衡被打破，外科颈骨折块会产生旋转移位，分为三部分大结节和三部分小结节骨折；四部分骨折分为外展嵌插型和真正的四部分骨折。Neer 在后期又对分型补充了骨折脱位、头劈裂和头压缩的分类类型，骨折脱位的分型是根据肱骨头和移位的骨折块脱位的方向（前方或后方），肱骨头劈裂和压缩是累及关节面的特殊类型的骨折，根据累及的程度分为 < 20%、25% ~ 40% 和 > 45% 三个亚型。这些损伤的分型有赖于正确的影像学摄片（AP、肩胛骨切线位和腋路位）以及肱骨近端的解剖知识（包括肩袖止点位置）。

但是在临床工作中，骨折常常会出现一定的变异性。有些研究者试图通过 CT 的图像来改良 Neer 的分型，但是没有证据证实其可以降低变异性。有更多的研究回顾了 Neer 分型的可靠性和可重复性。Sidor 等发现，随着时间的推移，相同观察者的组间观察 $k=0.48$ 表示中等程度的一致性，$k=0.66$ 表示有较好的可重复性。降低亚组数量进行简单分型时，数值无变化。大多数研究的 k 为 0.27 ~ 0.52，表明一致性为差到中等程度。一些学者也评估了 CT 影像，发现其与平片比较值并没有提高。Shrader 等发现通过对分型系统、移位情况、头—盂发生脱位和头压缩的培训能够显著提高 k 值。2002 年，Neer 发表了一篇关于其分型基于目标和可靠应用的随访报告。文章中他将外翻嵌插型加入了四部分骨折亚型，说明其分型设计并非单独基于影像资料，需要与术中发现相结合才能合理使用。他表示患者的个体差异、摄片时体位改变影响肌肉对骨块的牵拉，会改变移位和分型。

（二）A0（Muller）分型

Jakob 和 Ganz 根据关节面的累及程度、骨折的位置、粉碎和移位的程度提出了一种包含 27 个亚型的分型系统，将骨折分为 A 型、B 型和 C 型 3 种类型。A 型骨折为关节外单一骨折，其中还分为 A1 型关节外大结节骨折、A2 型关节外单一干骺端嵌插骨折、A3 型关节外单一干骺端无嵌插骨折。B 型骨折为关节外两处骨折，其中：B1 型为关节外两处骨折，干骺端有嵌插；B2 型为关节外两处骨折，干骺端无嵌插；B3 型为关节外两处骨折伴盂肱关节脱位。C 型骨折为关节内骨折，其中 C1 型有轻度移位，C2 型有明显的移位，C3 型为骨折脱位。与 Neer 的分类相比该分类系统较复杂，因此阻碍了其常规的应用。

（三）Hertel 分型

Hertel 以 Codman 分型为基础，总结出 5 种基本的骨折平面，即大结节与肱骨头、大结节与肱骨干、小结节与肱骨头、小结节与肱骨干及大小结节之间；归纳出 12 种骨折类型；同时进行了改良，用于预计肱骨头囊内骨折后的缺血程度。Hertel 认为与肱骨头缺血相关的预示因素主要是背内侧干骺端骨块的长度、内侧的完整性以及基本的骨折类型。如果患者同时存在解剖颈骨折、内侧距即干骺端延伸长度 < 8mm、内侧柱破裂以及其肱骨头缺血的阳性预测值达到 97%，那么骨折移位对肱骨头存活率的影响居次要地位。

（四）Habermeyer 分型

Habermeyer 根据自己的临床经验总结出了以其名字命名的分类标准，共分为 5 型。O 型：一部分骨折，无移位。A 型：二部分骨折（A1 型大结节撕脱骨折，A2 型小结节撕脱骨折）。B 型：外科颈骨折（B1 型二部分骨折；B2 型三部分骨折，累及外科颈和 1 个结节；B3 型四部分骨折，累及外科颈和大小结节）。C 型：解剖颈骨折（C1 型二部分骨折；C2 型三部分骨折，累及解剖颈和 1 个结节；C3 型四部分骨折，累及解剖颈和大小结节）。X 型：前方或后方骨折脱位。

四、肱骨近端骨折的治疗

20 世纪早期，人们采用闭合复位、牵引、石膏及外固定支架等手段治疗移位的肱骨近端骨折，希望能够矫正和恢复解剖力线，但往往达不到治疗的要求。有人发现，即便使用精确的工具和延长制动时间，其治疗效果还不如简单的固定和早期运动，因此很多学者强调早期功能锻炼的重要性。对于严重移位的肱骨近端骨折合并脱位的患者，也开始使用切开复位。1949 年 Widen 第一个报道采用髓内钉治疗肱骨近端骨折，直到 1950 年 Rush 描述了使用髓内钉治疗移位骨折的技术之后，这一技术才逐渐流行起来。1970 年 AO 在临床上推广应用钢板和螺钉固定治疗有移位的肱骨近端骨折，取得一定的治疗效果，只是在治疗肱骨近端骨质疏松性骨折时发生较高的并发症。1955 年 Neer 报道用假体置换治疗 27 例肱骨近端严重骨折脱位的患者，取得良好的效果，优良率达到 90%，不过后来没有人能达到这样的优良率。以下依据 Neer 分型来讨论和介绍肱骨近端骨折的治疗。

（一）一部分骨折

肱骨近端骨折中，80% 属于一部分骨折，骨折块有较好的软组织包裹，可以允许早期锻炼，有时由于肌肉萎缩可能出现暂时的半脱位现象。文献报道，有些一部分骨折由于缺乏良好的随访和康复锻炼，治疗结果不尽如人意，甚至出现晚期缺血坏死及创伤性骨关节炎。其解剖学原因可能是这些一部分骨折累及结节间沟，损伤了旋肱前动脉分支，导致肱骨头缺血坏死。值得注意的是，通过特殊位置的影像学摄片能够发现结节间沟处的骨折，其发生率偏高，但很少发现肱骨头缺血坏死。

一部分骨折的康复计划包括：

1. 用三角巾或颈腕吊带固定患肢 7 ~ 10 天，鼓励患者主动进行手、腕、肘的锻炼。

2. 2 周后由康复师指导患者进行肩关节的被动活动和钟摆样的锻炼。

3. 定期随访做影像学检查。

（4）6周后进行部分对抗阻力的锻炼。

多数一部分骨折的预后达到好至很好，这与是否早期开始康复锻炼有关。研究发现，伤后2周内进行康复锻炼者，86%获得好或很好的预后，而2周后开始者只有65%能达到这个结果。一项针对一部分骨折的前瞻研究中发现，82%的非手术治疗患者得到好或很好的Constant评分，虽然有41%最初无移位骨折患者后来发生少许微移位，但并不影响评分或预后。

（二）二部分骨折

1. 外科颈骨折

外科颈骨折占二部分骨折的60%~65%，绝大部分仅有微小移位，只需要非手术治疗。手术治疗的指征包括移位、多发性创伤、同侧上肢损伤、有血管并发症、开放性骨折以及患者能够适应术后的治疗。高能量损伤的年轻男性患者和低能量损伤的老年女性患者，即使罹患相同的骨折，也需要采用不同的方法进行治疗。年轻患者骨骼质量非常好，能够承受手术治疗；而老年患者骨质较差，低能量损伤也会造成粉碎性骨折，加上功能要求不高，即便移位超过肱骨干直径的50%或成角 > 45°也是可以接受的。

外翻畸形、内翻畸形、粉碎骨折和100%移位的外科颈骨折多不稳定，需要手术干预。骨折移位 < 50%且没有压缩，可以在使用镇静剂或血肿阻滞麻醉下进行手法复位，成功后给予悬吊制动，每周进行检查和影像学评估。如果手法复位不成功，应当考虑是否有软组织，例如肌肉、关节囊或二头肌长头等嵌入骨折线阻碍复位，理应改行手术复位。闭合复位并制动的治疗结果并不尽如人意，Chun等报道，56例非手术治疗的外科颈骨折，优良率仅55%，前屈活动104°。因此，对活动要求高的患者，肱骨外科颈骨折有移位即需要切开复位内固定。

二部分外科颈骨折的手术方式有多种，包括闭合复位经皮穿针固定及切开复位钢板内固定等，应用得当都能取得不错的效果。经皮穿针需要有良好的复位技术。由于外科颈骨折后远端往往向内侧向上方移位，常形成骨折端的压缩，有时需要有限切开复位，通过内侧小切口，用骨膜剥离器辅助维持内侧柱的长度，再经皮穿克氏针内固定。

二部分骨折采用钢板内固定时，可采用标准的胸大肌三角肌入路。

小心分离出头静脉，同时把头静脉拉向内侧，暴露出外科颈的骨折端。

对内侧有压缩的骨折类型，需要注意恢复内侧柱的高度，防止出现颈干角的丢失，造成后期螺钉的切割和手术的失败。同时，对于二部分外科颈骨折中由于胸大肌和肩袖组织的相互作用，肱骨头常常会出现内翻而肱骨干则出现向内侧的移位。在复位时比三部分和四部分的骨折复位相对困难，固定的牢固性直接与手术的成败相关。

Court-Brown和同事回顾了超过200例的二部分骨折，绝大多数为外科颈骨折，发现保守治疗1年后Constant和Neer评分都能接受。他们的结论是没有足够的证据支持对老年性二部分骨折常规进行切开复位内固定治疗。他们同时前瞻性分析了非手术治疗 99 例内翻嵌插型外科颈骨折，结果发现从 6 周到 1 年 Neer 评分逐步提高。1 年后，主观上患者认为患肢在稳定性、活动范围和力量上接近对侧上肢的 90% 左右；客观上，患肢能达到对侧前屈功能的 70%、外展功能的 53%。随访结束时，年轻患者（年龄＜ 40 岁）有了一个"事实上正常的肩膀"。他们认为肩关节功能下降与年龄的增长相关，而未发现内翻与功能的相关性。Court-Brown 将二部分横行移位的外科颈骨折分为非手术组用支具和理疗以及手术组用张力带固定两组。Neer 评分结果两组在恢复正常功能或影像学结合上无明显差异，说明非手术治疗无劣势。

2. 肱骨大结节骨折

单纯的大结节移位骨折在肱骨近端骨折中占一小部分。Gruson 等统计称大结节骨折占所有亚型的大约 20%，该亚型在青年患者中的比例最高。大部分骨折的发生与肩关节前脱位相关，通常随着盂肱关节的复位骨块也能复位。对于大结节骨折的患者是否需要手术，就取决于骨折的移位程度和移位的方向。根据 Neer 的移位标准，大多数学者认为二部分大结节骨折是需要手术治疗的。而 Mc Laughlm 认为大结节移位＞ 5mm 就会引起撞击和肩袖的功能失调。有作者认为在体力劳动者或运动员中，3mm 的移位就需要手术进行复位。大结节移位的角度也同样重要。大结节移位方向通常有上方和后方的移位两种，后方的移位会影响外旋，上方的移位常常会导致肩峰下撞击。

（1）治疗：对无移位和微小移位的大结节骨折需要悬吊制动 1 ~ 2 周，在无痛的情况下进行被动操练，6 周后开始进行主动活动和逐渐开始有力量的训练。

手术治疗适合于大结节骨折移位＞ 5mm 的患者。切开复位内固定的手术可以采用三角肌入路或三角肌胸大肌入路。三角肌的入路相对容易辨识移位的大结节骨块，但是有腋神经损伤的风险。三角肌胸大肌的入路避免了剥离三角肌，而且在伴有肱骨干骨折时可以暴露外科颈。螺钉和缝合固定是两种用于大结节内固定的技术。单纯的螺钉固定有时是不足够的，这取决于大结节骨折块的大小，螺钉容易使小的结节骨块碎裂。针对小的骨折块，目前有许多学者采用关节镜技术，在肩袖的肌腱和大结节的界面安置多股铆钉缝线，应用 8 字张力带原理和桥氏缝合技术，对大结节骨折进行固定并取得良好的效果。对于大块的大结节骨折同时合并有无移位的外科颈骨折，也可以采用钢板进行固定。

（2）术后康复：术后第二天，在无痛的状态下进行被动的钟摆样运动、被动的前屈。6 周以后开始主动的活动范围训练，同时在各个平面进行被动的伸展练习。有力量的训练需要到术后 10 ~ 12 周开始。僵硬、畸形愈合和不愈合仍然是大结节骨折手术或非手术治疗后最常见的并发症。肩关节僵硬可能通过早期积极的被动伸展练习而得以治疗，但是对于创伤后的撞击征可能需要进行关节镜下的关节囊松解及肩峰成形术来治疗。切除畸形愈合的大结节骨折块获得的预后结果不可知。

3. 肱骨小结节骨折

独立的小结节骨折非常少见。由于肩胛下肌附着的关系，小结节的骨块会向内侧移位。如果骨块较小，移位不多，而且没有阻碍内旋动作，可以适当在轻度外旋位制动一小段时间。通常情况下，肩关节后脱位所累及的小结节骨折，如果在两周之内，闭合复位制动的方法也是适合的。对于有移位的或伴有累及关节面的小结节骨折，需要手术复位治疗。

4. 解剖颈骨折

单纯的二部分解剖颈骨折更是非常少见。但是一旦通过影像学检查确诊为解剖颈骨折，那么由于解剖学上的特点，该部位骨折引起肱骨头缺血坏死的概率就非常高。故此，解剖颈骨折通常采用关节置换术治疗，而非内固定手术或保守治疗。

（三）三部分骨折

三部分骨折在肱骨近端骨折中占10%，老年人和骨质疏患者发病率较高。三部分骨折中，依据骨折线通过外科颈和大结节或小结节的情况分为三部分大结节骨折和三部分小结节骨折，其中三部分大结节骨折较为常见。移位方向是由附着其上的肌腱组织决定的，大结节由于附着在其上的冈上肌、冈下肌和小圆肌的牵引向后上方移位；肱骨干则由于胸大肌附着点的原因，向前内侧移位时肱骨头由于肩胛下肌的牵拉向内旋；如果骨折累及小结节，肩胛下肌牵引骨块则向内侧移位。完整的大结节和关节面骨块被拉向内收及外旋位，而肱骨干被拉向前内侧方向。

三部分骨折可分为两个亚型：

（1）大结节与肱骨干有移位，而小结节与肱骨头部分位置不变。

（2）小结节与肱骨干有移位，而大结节与肱骨头部分位置不变，该型发生率很低。

可选择的治疗方式包括闭合复位、切开复位内固定和假体置换。由于胸大肌对肱骨干的牵拉加上肩袖对大小结节骨块的作用，所以闭合复位很难维持。尽管如此，仍然有一些对照研究报道通过选择适合的患者也能成功地进行闭合复位治疗。

三部分骨折的治疗包括手术治疗和保守治疗。保守治疗适用于没有条件进行医学治疗的患者，闭合复位的成功率不高，一旦复位成功，患肢需要悬吊2周左右，随后在患者能够忍受的情况下进行物理治疗。1970年Neer报道了采用闭合复位治疗39例三部分肱骨近端骨折的经验，仅3例患者满意，其他病例出现复位不良、骨不连、肱骨头吸收和骨坏死导致治疗失败。Lill和Zyto等学者的研究显示这类骨折采用非手术治疗可能会取得良好的功能预后。Leyshon回顾了闭合方式治疗三部分和四部分骨折的结果，发现有70%的三部分骨折患者有"满意"的预后，其中通常为老年患者，并且接受了理疗；发现所有非手术治疗四部分骨折，结果均不令人满意。Ilchman和其同事比较了非手术治疗和张力带治疗三部分或四部分肱骨近端骨折的结果，应用他们自己的评分系统对疼痛、功能和活动进行评估，结果发现在三部分骨折中非手术治疗优于张力带治疗，但在四部分骨折并非如此，张力带固定者功能和活动恢复得更好。

Zyto 进行了一项前瞻性研究，随机应用非手术治疗和张力带固定治疗 34 例移位的三部分和四部分骨折。随访 3 ~ 5 年，发现虽然影像学证据表明手术治疗者肱骨头的位置更佳，但是两组患者的功能预后没有差异性。

三部分骨折的手术治疗包括闭合复位经皮内固定、髓内钉结合缝合技术、钢板内固定和半肩置换术。VanDenBroek 等比较了非手术治疗和髓内钉治疗移位的肱骨近端骨折的结果，发现在非手术治疗组中疼痛评分更低，Constant 评分更高，并发症也更少。目前尚无很好设计的前瞻对照研究来比较使用锁定钢板的切开复位内固定术和非手术治疗的结果。绝大多数肩关节医生推荐使用锁定钢板来治疗年轻患者或活动要求高的老年患者，以达到更好的活动范围和功能。

（四）四部分骨折

肱骨近端四部分骨折的非手术治疗只适用于不适合医学治疗的患者。由于非手术治疗会产生预后差和很高的并发症（骨坏死、畸形愈合、不愈合以及创伤后关节炎），所以大多数都采用手术治疗。手术方式包括切开复位内固定和关节置换术。非手术治疗针对自身条件妨碍手术的老年患者和需要久坐的患者。经皮复位内固定对于骨质好和粉碎程度小的急性损伤（不到 7 ~ 10 天）是一种积极的选择。无法闭合复位的骨折、粉碎性的骨折和损伤在 10 天至 4 个月的患者通常需要进行切开复位。在 Neer 最初的研究中，117 例患者中有 77 例尝试进行闭合复位，其中 43 名患者由于复位不良随后进行了切开复位内固定术。他发现闭合方式很难对抗肩袖的力量，三部分和四部分骨折进行闭合复位的预后是不满意的。

在四部分骨折中，需要注意嵌插外翻的四部分骨折，这是一种比较特殊的类型，与其他的多部分肱骨近端骨折相比较，这种类型的损伤保留了内侧关节囊部位的血供，所以通常采用切开复位内固定的方法，而预后也比较好。Stableforth 前瞻性比较了非手术治疗或 Neer 假体置换治疗四部分骨折，他将外翻嵌插型四部分骨折归入非手术治疗组，其预后与假体置换治疗有移位的四部分骨折相似，大部分患者上举能够 > 90°，内旋超过 T12，但仅不到 1/4 的患者外旋能 > 25°，尽管这样，超过半数患者在 6 个月随访时已能够独立进行日常生活活动。解剖颈骨折者，肱骨头坏死的发生率较高，一般手术采用半肩置换的方法治疗。老年骨质疏松性肱骨近端粉碎并显著移位的四部分骨折，建议行假体置换，包括半肩置换和反式全肩置换。

（五）骨折脱位

肩关节的骨折脱位是 Neer 分型中比较特殊的部分，有三部分骨折脱位和四部分骨折脱位之分。二部分骨折脱位包括前脱位伴大结节骨折或后脱位伴小结节骨折，前者发生率较高，占前脱位的 1/3 以上。有些患者就诊时前脱位已经自行复位，有些则需要进行手法复位。由于大结节骨块是肩袖的附着点，所以通常在 X 线片上可以看见骨块与肱骨头分离，受冈上肌牵引，大结节骨折块通常往后上方向移位。二部分骨折脱位需要切开复位内固定，累及关节面的三部分和四部分骨折脱位同样需要手术干预。反复的闭合复位和延迟切开复位内固定会引起骨化性肌炎。内固定治疗肱骨近端四部分骨折脱位的预后不佳，半肩置换术是比较适合的治疗方法。闭合复位仅仅适用于不能耐受手术的患者。

五、目前的一些观点

（一）经皮内固定治疗肱骨近端骨折

我们通常认为闭合复位经皮内固定只适用于二部分骨折和部分三部分骨折，而且适用的人群也有一定的局限性。国内有学者对二部分外科颈骨折采用闭合复位后经皮穿克氏针内固定，效果不错。根据治疗结果和生物学研究结果推断：条件允许时尽可能使用平行构型的方式穿针固定，若无法进行平行的固定或不能保证平行固定针之间的距离 > 1cm 时，则仍应采用扇形交会构型的固定方式进行固定。

有人利用闭合复位经皮内固定结合外固定架来治疗肱骨近端骨折，主要适用于多发伤、虚弱和无法耐受常规手术的患者。外支架固定能提高骨折块之间的稳定性，为骨折复位的稳定提供一定的帮助，但不宜在骨质疏松人群中使用。

严重粉碎性骨折和骨量减少是这一治疗的绝对禁忌证。治疗时要避免多次复位骨折块，必要时应更换为切开复位，以达到解剖复位或接近解剖复位的目的。

（二）锁定钢板技术与保守治疗

锁定钢板有很好的角稳定性，能够维持肱骨近端骨折复位后的颈干角。不过，常常因为骨折部位的内侧缺少支撑而造成治疗失败，这在肱骨干内侧柱粉碎的骨质疏松患者中尤为显著，是一个非常棘手的问题。有人采用自体腓骨移植作为髓内支撑，有助于防止内翻而引起的手术失败。

肱骨近端骨折如果没有移位，保守治疗的效果通常令人满意。有些前瞻性研究显示，保守治疗也可以应用于三部分和四部分骨折；在复杂移位的老年骨质疏松性骨折，锁定钢板的角稳定性优势无法体现，其治疗结果并不优于保守治疗，甚至还不如保守治疗。还有前瞻性研究结果发现，年龄在 60 岁以上的四部分移位骨折者，关节置换与保守治疗的结果没有显著的差异性。

（三）钢板与髓内钉固定

近年来，锁定钢板被广泛应用于骨质疏松性肱骨近端骨折的治疗。然而，其高达

20%的并发症发生率使得探索一种新的内固定方法成为必须。髓内钉在股骨近端骨折治疗上的成功，使得越来越多的人又重新审视在治疗肱骨近端骨折上髓内钉固定的地位。

钢板固定系偏心性固定，与之相比较，中心性固定的髓内钉固定具有以下优势：

1.髓内钉置入符合微创原则，减少对骨折断端周围软组织的破坏，最大限度保留了肱骨头的血供。

2.固定的生物力学效应更好。

不过，既往的临床报道髓内钉固定治疗肱骨近端骨折的并发症发生率高达40%。究其原因，可能与髓内钉的设计缺陷有关。早期肱骨髓内钉的外形设计在很大程度上借鉴了治疗股骨近端骨折的髓内钉设计思路。髓内钉近端与主钉有一定的夹角，进钉点偏外侧，位于肱骨头和大结节之间，不可避免地需要穿过冈上肌的腱性部分，造成医源性冈上肌肌腱损伤。新一代治疗肱骨近端骨折的髓内钉为直钉，进钉点内移至肱骨头的最高点。这样进钉固然会损伤该部分肱骨头的关节软骨，但这部分软骨面在肩关节运动时并不与肩胛盂相接触，因此不会对术后肩关节功能的恢复造成影响。

生物力学研究的结果见仁见智。Antonio等认为锁定钢板和髓内钉固定都能提供足够的稳定性，只是个别类型的骨折，例如二部分的外科颈骨折，钢板可以提供更加高的抗旋转稳定性，有利于进行早期的康复训练。Kitson等用成对的尸体标本研究锁定钢板和髓内钉在治疗肱骨近端三部分骨折中的生物力学行为，进行前屈、后伸、外翻和内翻4个方向的应力测试。结果发现，在所有测试样品中，髓内钉会在骨—螺钉界面失效，而钢板在外科颈骨折部位全部产生弯曲而失败。不过，Kitson等对这个数据所获得的临床推论表示谨慎，因为自控的截骨术所获得的实验结果与骨皮质及干骺端粉碎的肱骨骨折所得到的结果不能同日而语。Sanders等学者进行了类似的尸体标本评估，但结果大相径庭：与髓内钉结构相比，钢板在外翻负荷下更加坚强（420N/mm对166N/mm）；其他的负荷矢量测试在两种内置物间没有差别。要是钢板固定失效，那它会与Kitson等描述的一样，将发生在骨骼截断处。

（四）半肩置换和反式全肩置换的疗效比较

使用人工肩关节置换治疗肱骨近端骨折至今已有近60年历史。然而，人工肩关节置换治疗肱骨近端骨折的疗效并不令人满意。其影响因素是多方面的，最为主要的是与大结节并发症有关。据统计，人工肩关节置换术治疗肱骨近端骨折时发生大结节并发症的概率高达53%。术后大结节不愈合或畸形愈合，患肩功能只能达到Neer所说的"有限功能改善"的临床效果，即无痛而活动范围受限。

近年来，反置式人工肩关节（RSP）被成功应用于治疗肩袖骨关节病。2006年Bioleau报道21例，术后平均随访40个月，患者肩部疼痛明显减轻，Constant评分值从术前的 16 分提高到了术后 66 分，肩关节上举活动范围从术前 53° 提高到了术后 123°。由于 RSP 置换术后肩关节上举活动并不依赖肩袖，即使大结节畸形愈合或不愈合，患者接受反置式人工肩关节置换术后，其肩关节外展上举能力仍可得到良好的恢复。鉴于此，人们开始尝试用反式肩关节置换治疗肱骨近端粉碎性骨折，因为它能有效克服半肩置换对大结节愈合的依赖。

临床经验表明，反式肩关节置换术治疗肱骨近端骨折的适应证为结节不愈合的风险高、常规固定失败的概率大（头劈裂型骨折、四部分骨折、骨折脱位或骨存量很差）、功能要求低以及年龄超过 75 岁的患者。笔者只对那些结节的愈合率低、功能要求不高、肱骨近端复杂移位骨折（三部分骨折、四部分骨折或头劈裂骨折）的老年患者实施反式肩关节置换。

到目前为止，对反式肩关节置换治疗肱骨近端骨折的预后进行评估的报道不多，还没有 1 级证据的研究，仅有一些与半肩置换的对比研究发表。Gallinet 等对三部分和四部分骨折患者进行回顾性研究，其中反式肩关节置换 16 例、半肩置换 17 例，结果发现反式肩关节置换组前屈上举的活动度比较好（97.5° 对 53.5°），外展活动度比较好（91° 对 60°），但外旋活动度比较差（9° 对 13.5°）。半肩置换组中有 3 例（17.7%）结节固定失败，反式肩关节置换组使用 Delta3 型假体有 15 例发生（93.8%）肩胛骨切迹。此外，半肩置换组中有 1 例腋神经麻痹、2 例交感反射性营养不良、1 例浅层感染，反式肩关节置换组有 1 例深层感染，1 例浅层感染，1 例交感反射性营养不良。该研究认为反式肩关节置换治疗老年患者的三部分和四部分骨折的结果更可靠。

Young 等对肱骨近端骨折后行反式肩关节置换和半肩置换各 10 个病例的功能预后进行了回顾性对照比较研究，发现两者在功能上无差异。半肩置换组有 1 例患者出现持续性疼痛后改行反式肩关节置换治疗，1 例出现深部感染。该研究认为反式肩关节置换与半肩置换相比并没有达到预想的功能恢复。

近 20 年来，法国医生推荐用反式肩关节置换治疗肱骨近端骨折。Cazeneuve 和 Cristofari 报告 1 组 35 例用 Grammont 型假体治疗肱骨近端骨折患者，中位随访时间 6.6 年，结果术后第一年随访时的 Constant 评分为 55 分，最后一次随访的 Constant 评分为 53 分，是健侧的 67%。在并发症方面，19 例（53%）出现肩胛骨切迹，1 例术后 12 年出现无菌性炎症导致底座松动，2 例发生交感反射性营养不良，1 例感染及 1 例脱位。该研究认为通过延长随访时间和改进假体设计，反式肩关节置换可以更多地应用于治疗肱骨近端骨折。

Bufquin 等对 1 组 43 例用 Delta 假体反式肩关节置换治疗的肱骨近端三部分和四部分骨折患者进行前瞻性研究，所有患者均修复了结节。中位随访 22 个月，结果发现平均 Constant 评分为 44 分，平均主动抬举 97°（35～160°），平均主动外旋 30°（0～80°）；

发生交感反射性营养不良 3 例，正中神经损伤 3 例，腋神经和尺神经损伤各 1 例，肩胛骨切迹 10 例（25%），结节畸形愈合 5 例（13.8%），不愈合 14 例（38.8%）；结节是否愈合并没有影响临床结果。

不过，应用反式肩关节置换治疗肱骨近端三部分和四部分骨折的历史还不长，仍然需要时间去验证，何况半肩置换和反式肩关节置换治疗肱骨近端骨折的疗效并没有明显的差异。

第三章 足踝部疾病

第一节 踝关节骨折

踝关节是一个复合关节，由胫腓骨远端和距骨相互关节，并在韧带和关节囊的连接和支持下构成。踝关节的稳定性主要由以下 3 个结构维持：一是内侧结构，包括内踝、距骨内侧面和三角韧带；二是外侧结构，包括腓骨远端、距骨外侧面和外侧韧带复合体；三是下胫腓联合，包括下胫腓联合韧带和骨间膜。踝关节骨折、脱位是创伤骨科常见的骨折、脱位之一。

一、X 线诊断

踝关节骨折多为间接暴力所致，对踝关节损伤应充分重视临床检查，然后决定 X 线诊断的投照方法及特殊要求。标准的踝关节 X 线片包括前后位、侧位和踝穴位。

（一）前后位 X 线片在显示内踝关节面上更为准确，因此，评价内踝固定物的位置时应使用前后位 X 线片。

（二）对旋前—外旋型损伤或 AO 分类中的 C 型损伤，可能合并腓骨近端骨折或上胫腓分离，应拍患侧小腿全长并包括膝关节的 X 线片，以防止漏诊。

（三）Mortise 位，踝处于中立位，小腿内旋 20°，摄前后位 X 线片可明确诊断下胫腓分离。

（四）外旋侧位，小腿外旋 50°，摄侧位 X 线片可较好地显示后踝移位程度。

（五）应力下拍片在诊断韧带损伤中是十分重要的，拍摄应力下的 X 线片时应同时拍摄对侧的应力下的 X 线片，以进行比较。

（六）对 X 线片显示不佳的关节面粉碎性骨折、距骨骨折、后踝骨折及腓骨骨折的旋转移位等，需采用 CT 检查。

分析 X 线片时应特别注意以下几点。

1. 踝关节间隙是否对称：关于踝穴宽度的测量，正常踝关节内侧间隙应与水平间隙等宽，如内侧间隙增宽则提示距骨向外侧移位，或有下胫腓分离存在。

2. 腓骨是否短缩：对于腓骨短缩的判断，主要通过在踝穴位 X 线片上测量内、外踝尖端的连线 A 与距骨近端关节面平行线 C 的夹角，正常值为 8 ～ 15°，与健侧相差 3°

以上即表示有腓骨短缩；另外，胫骨远端软骨下骨板与外踝形成一个连续的连线，称为胫腓连线，如果腓骨或外踝骨折后发生重叠短缩移位或旋转移位时则此线不连续。

3.腓骨是否有旋转。

4.距骨是否有倾斜。

5.内踝间隙是否增大（在前后位或踝穴位 X 线片上测得内踝与距骨的间隙大于 4mm，无论 X 线片是否在应力下拍摄，都表示有三角韧带的损伤）。

对于下胫腓联合分离的判断可测量胫腓间隙（构成腓骨切迹的胫骨后结节外缘与腓骨内缘之间的距离）和胫腓重叠（胫骨前结节外缘与腓骨内缘之间重叠的距离）。胫腓间隙在前后位 X 线片上大于 5mm，胫腓重叠在前后位 X 线片上小于 10mm、在踝穴位 X 线片上小于 1mm，都表示存在下胫腓联合的分离。

二、分型

踝关节骨折脱位临床上普遍使用 Lauge-Hansen 分型系统和 AO-Denis-Weber 分型系统。

（一）Lauge-Hansen 分型

Lauge-Hansen 通过尸体解剖和临床实践研究，将踝关节骨折分为 5 类。这种分类可反映出受伤时足的姿势、外力的方向、韧带损伤与骨折间的关联，并同时能阐明骨折的严重程度，对指导手法整复大有裨益，但较复杂。

1.旋后内收型

又称 S-A 型，损伤机制主要是因为足在旋后位时，距骨在踝穴内受到强烈内翻的暴力，外踝部受到牵拉、内踝部受到挤压，骨折线自内上角斜向外上。一般分为 2 度。Ⅰ度：外侧副韧带断裂（多见），或外踝撕脱骨折（少见）。Ⅱ度：Ⅰ度损伤加内踝骨折。

2.旋后外旋型

简称 S-E-R 型，是最常见的损伤类型，足处于旋后位，距骨在踝穴内受到外旋外力或足部固定而小腿内旋距骨受到相对外旋的外力，距骨在踝穴内以内侧为轴向外后方旋转，迫使外踝向后移位。一般分为 4 度。Ⅰ度：下胫腓前韧带断裂或胫骨前结节撕脱骨折。如果胫骨前结节撕脱骨折，又被称为 Tillaux 骨折。Ⅱ度：Ⅰ度加外踝在下胫腓联合水平位于冠状面自前下向后上的斜形骨折。Ⅲ度：Ⅱ度加后踝骨折，下胫腓后韧带之撕脱骨折片较小，但如合并有距骨向后上方的外力时，后踝骨折片则较大，可以波及胫骨远端关节面矢状面的 1/4 甚或 1/3。Ⅳ度：Ⅲ度加内踝骨折或三角韧带断裂。

3.旋前外展型

又称 P-A 型，发生机制为当足部处于旋前位时，距骨在踝穴内受到强力外翻的外力，内踝受到牵拉外踝受到挤压的外力。一般分为三度。Ⅰ度：内踝撕脱骨折或三角韧带断裂。

Ⅱ度：在前者基础上，因外力持续作用而引起下胫腓前韧带（或下胫腓其他韧带）损伤，或后踝撕脱骨折。Ⅲ度：在Ⅱ度基础上再加上外踝骨折，由外力持续作用所致。

　　Dupuytren 骨折脱位是一种少见的旋前—外展型损伤，即腓骨高位中 1/3 或下 1/3 骨折、胫骨下端腓骨切迹部位撕脱骨折、三角韧带断裂同时伴下胫腓联合分离。

　　4.旋前外旋型

　　又称 P-E-R 型，系足部处于旋前位再加外旋暴力所致。踝关节内侧结构首先损伤而失去稳定作用，距骨则以外侧为轴向前外侧旋转移位。由于本型腓骨骨折部位较高，可达腓骨中下 1/3 甚或中 1/3 部位，骨间膜损伤范围较大，因此，下胫腓分离最为明显。一般分为 4 度。Ⅰ度：内踝骨折或三角韧带撕裂。Ⅱ度：Ⅰ度加下胫腓韧带及骨间韧带断裂。如下胫腓前韧带保持完整发生胫骨远端前结节撕脱骨折称为 Tillaux 骨折。Ⅲ度：Ⅱ度加骨间膜撕裂和腓骨下方螺旋形骨折（外踝上方 6 ~ 8cm 处）。Ⅳ度：Ⅲ度加后踝撕脱骨折。

　　5.垂直压缩型

　　由高处坠落所引起的踝部压缩骨折。一般分为单纯垂直压缩型与复合外力压缩型两类。

　　（1）单纯垂直压缩型：又可分为背伸型（引起胫骨前下缘骨折）和跖屈型（常引起胫骨后下缘骨折，以及胫骨远端粉碎性骨折，亦可伴有腓骨下端骨折）。

　　（2）复合外力压缩型：多因旋转、内收、外展等暴力相结合而引起压缩骨折的同时，内外踝等处亦伴有不同类型的骨折。

（二）Denis-Weber 分类

　　根据腓骨骨折的水平位置和胫距关节面的相应关系，将踝关节骨折分为 A、B、C 三型。

　　腓骨骨折位置越高，胫腓韧带损伤越重，踝穴不稳定的危险性越大；Weber 认为踝关节有一处以上的骨折或韧带损伤即是手术适应症。

　　1.A 型

　　腓骨骨折线在踝关节平面以下，多为横行撕脱骨折，亦有仅撕脱外侧副韧带者，内踝无骨折，胫骨后缘及下胫腓韧带联合多半完整无损。

　　2.B 型

　　正位于下胫腓韧带联合水平的腓骨骨折，可伴有内踝撕脱骨折或三角韧带损伤；胫骨后缘可以完整或显示由后胫腓韧带撕脱的三角骨块。

　　3.C 型

　　腓骨骨折在下胫腓韧带联合与腓骨头间的任何部位，内踝有撕脱骨折或三角韧带损伤；胫骨下端后外侧有骨折块；下胫腓韧带联合多为撕裂，此型是外旋应力和某种冲击暴力的合并作用。

三、治疗原则

（一）治疗目标

达到踝关节的解剖修复，必须纠正腓骨的旋转，恢复腓骨的长度。选择治疗时，习惯上把踝关节骨折分为稳定性骨折和不稳定性骨折。稳定性骨折通常是指只有单独外踝的骨折，距骨位于踝穴中央，未向外侧移位。如果外踝骨折合并内踝骨折或三角韧带损伤或后踝骨折时，往往被称为不稳定性骨折。

（二）非手术治疗的适应证

包括：

（1）无移位的稳定性骨折，且韧带无损伤。

（2）移位骨折已获得稳定的解剖复位。

（3）不稳定性或多发性损伤，因为患者或患肢条件不允许而无法手术者。

（三）切开复位内固定术的指征

包括：

（1）软组织嵌入导致闭合复位失败。

（2）导致距骨移位或踝关节间隙增宽的不稳定性骨折。

（3）需要足置于非正常位置维持复位的骨折，如极度跖屈位。

（4）开放性骨折。

第二节　跟骨骨折

跟骨是人体最大的跗骨，形状不规则，关节面众多。跟骨骨折占跗骨骨折的 60%，占全身骨折的 2%；跟骨骨折 7% ~ 15% 为双侧，60% ~ 75% 为关节内骨折；70% 的患者存在合并伤，90% 以上的患者为青壮年男性。跟骨骨折是一种严重而复杂的创伤，由于跟骨骨折本身解剖的复杂性，导致目前跟骨骨折的分型、疗效评定标准不统一，治疗方法多种多样，治疗不当并发症发生率高，术后并发症的处理仍有分歧。但如果从骨折移位的实际情况、局部软组织损伤程度、同侧是否合并其他损伤、患者年龄和全身状况等出发，结合患者对功能的具体要求，进行针对性治疗和科学合理的功能康复训练，绝大多数跟骨骨折仍能取得满意的疗效。

一、X 线诊断

X 线平片是跟骨骨折的首选影像学检查方法，包括跟骨正位、侧位、斜位、轴位（Harris 位）及 Broden 位，可清楚地显示骨折的基本类型。为准确地显示跟骨关节面的损伤情况，了解骨折部位及移位程度，选择治疗方案，分析评价疗效，应行 CT 检查。

（一）侧位

提供的信息最多，可评估跟骨高度、长度变化，通常可观察两个角度的改变。

1.跟骨结节关节角

正常为 25 ~ 40°，由跟骨结节和前结节连线与后关节面切线的交角（跟骨后关节面最高点分别向前结节和跟骨结节最高点连线的夹角），减小则提示跟骨承重面及后关节面有压缩、下陷。

2.跟骨交叉角

正常为 135°±10°，由跟骨外侧沟底向前结节最高点连线与后关节面线的夹角，增大则提示跟骨丘部塌陷。

（二）轴位（Harris 位）

评价跟骨结节内翻和跟骨宽度及跟骨轴位角（正常为 17°）。评估跟骨增宽，后关节面骨折，载距突骨折及内、外翻成角畸形的结节骨块。

（三）Broden 位

踝关节中立位时，患侧小腿内旋 45°，以下胫腓联合为中心摄片透视，投照管球应位于矢状面向头侧倾斜 10°、20°、30°、40° 多次拍摄或透视。用于评估术中关节面骨折复位情况，也可用于评估跟距后关节面，但目前多被 CT 取代。

（四）正位

显示受累跟骰关节的骨折、跟骨外侧壁膨出、跟骨撕脱骨折，提示足部其他骨折。

二、分型

跟骨骨折临床应用最广泛的有基于 X 线的 Essex-Lopresti 分型和基于 CT 的 Sanders 分型，但各有其不足，两者结合使用能较好地判断跟骨骨折的严重程度。

（一）Essex-Lopresti 分型

以跟骨侧位和轴位 X 线为依据，根据是否累及距下关节，把跟骨骨折分为舌型和关节塌陷两型骨折，并根据移位程度各分成 3 度，可评估跟骨骨折的大体移位情况，简单方便，但不能确切判断关节面的损伤情况。

（二）Sanders 分型

根据冠状面的 CT 扫描，从冠状面上跟骨后距关节面最宽处，从外向内分成 3 部分，形成四部骨折，而将跟骨关节内骨折划分为 4 型和不同亚型。Ⅰ型：所有未移位的骨折，关节内骨折移位 < 2mm，无论后关节面骨折线多少。Ⅱ型：骨折明显移位 > 2mm），后关节面含一条骨折线两个移位骨折块。根据原发骨折线位置可分为ⅡA、ⅡB 和ⅡC。Ⅲ型：骨折明显移位，后关节面有两条骨折线 3 个移位骨折块，又分为ⅢAB、ⅢAC 和ⅢBC 三个亚型，各亚型均有一中央凹陷骨折块。Ⅳ型：后关节面为四部分及以上移位骨折，包括严重粉碎性骨折。

三、治疗原则

恢复跟骨的解剖形态，包括高度、宽度、长度、Bohler 角、Gissane 角，恢复跟骨关节面（距下和跟骰关节面），其中最为重要的是跟骨力线，尽量达到解剖复位，稳妥固定，避免发生并发症，便于早期活动。

四、跟骨骨折畸形愈合

跟骨骨折畸形愈合的病理变化为距下后关节面不平整、后足内外翻畸形、足弓塌陷、足负重力线改变、跟骨丘部高度降低、跟骨体外膨增宽等。

（一）分类

跟骨畸形愈合常用 Stephen-Sanders 提出的三型分型法（1996 年）及 Zwipp 等提出的五型分型法（2003 年）。

（二）治疗原则

纠正畸形和异常对线，恢复肢体长度，重建跟骨的几何形态，恢复足弓高度和外踝与跟骨的间距，去除卡压肌腱的外膨骨折块，解除疼痛，最大限度地保留后足的功能。对已发生骨关节炎的畸形愈合，多采用距下关节融合术及跟骨截骨矫形术。

第三节　距骨骨折

距骨按部位自前向后分为头、颈和体部，其表面 60% ~ 70% 为关节面，上方滑车与胫腓骨远端构成踝关节，下方与跟骨形成距下关节，前下方与足舟骨形成距舟关节。距骨表面无肌腱和肌肉附着，血运主要来自周围的关节囊和滑膜，骨折后易造成缺血性坏死。距骨体前宽后窄，踝背伸时稳定，而跖屈时不稳定，易受旋转暴力作用发生脱位或半脱位。距骨骨折通常为高能量损伤，约占所有骨折的1%，占足部骨折的3%～6%，其中距骨颈骨折多见。距骨软骨骨折多合并踝关节扭伤、距下损伤和骨折脱位。由于部位隐蔽和解剖上的特殊性，距骨骨折后不易从常规X线片发现，切开显露、复位和固定困难，治疗不当，易发生畸形愈合、缺血性坏死及踝关节、距下关节创伤性关节炎。

一、影像学诊断与分型

X线检查应分别摄踝部和足部正位片、斜位片。距骨颈斜位片：踝关节处于最大跖屈位，足旋前15°，X线球管指向头侧并与水平方向呈夹角75°的Canale位摄片能较好地观察距骨颈骨折的成角、短缩与移位情况。Broden位片有助于判断距骨后部关节面的情况。CT对了解骨折分型和移位最有帮助。MRI检查多用于后期骨坏死的评定。

距骨骨折尚无统一的分型方法。根据发生部位可将其分为距骨头、距骨颈和距骨体骨折。由于距骨骨折多累及距骨颈，目前常用Hawkins的距骨颈分型系统。

（一）距骨骨折的 Coltart 分型

1952年Coltart把距骨骨折分为3型。

1. 骨折

撕脱骨折、头部压缩骨折、颈部骨折及体部骨折。

2. 骨折脱位

颈部骨折合并距下关节脱位、颈部骨折合并距骨体后脱位、体部骨折合并距下关节脱位。

3. 全脱位

（二）A0 分型

AO/OTA对距骨骨折的分型较为全面，但较复杂，临床应用困难。距骨骨折的A0分类。

（三）距骨头骨折

距骨头骨折占全部距骨骨折的5%～10%，分为两型：Ⅰ型，为过度跖屈时发生距骨头压缩骨折，也可合并足舟骨压缩骨折；Ⅱ型，为足内翻引起剪力骨折，骨折常为两部分。距骨头骨折因局部血运丰富，不易发生缺血性坏死。

（四）距骨颈骨折

距骨颈骨折占距骨骨折的 50% 以上，以青壮年男性为主。损伤机制：胫骨远端前缘形如凿子对距骨颈背部施加剪切力，以胫骨前缘为受力支点应力集中，且该处直径最窄，骨小梁结构少，骨折发生率高。足主动、被动背伸时发生撞击，后关节囊撕裂。距骨颈的分型，目前常用 Hawkins 分型法。

（五）距骨体骨折

距骨体骨折占距骨骨折的 13% ~ 23%，缺血性坏死发生率为 25% ~ 50%，创伤性关节炎发生率约为 50%。致伤原因多见于高处坠落，距骨体受到胫骨与跟骨间的轴向压力，发生机制与颈部相近，撞击力传导经胫骨关节面直接作用于距骨体顶点上。距骨体骨折与距骨颈骨折有时难以区分。

（六）距骨突骨折（包括外侧突和后突骨折）

1.外侧突骨折

常见于滑雪事故，因而称为"滑雪板骨折"。常因足的急性背屈和内翻暴力所致。常规的踝关节 X 线片可以诊断。如果无移位，可用石膏托外固定 6 周；如果移位，可用切开复位内固定或切除粉碎或无法固定的碎片。

2.后突骨折

距骨后突包括内、外侧两个结节，中间为拇长屈肌腱沟。后突骨折并不多见，常表现为踝部扭伤。外侧结节的上表面为非关节面，但有距骨后韧带附着，下表面为距下关节的后侧部分。内侧结节比外侧结节小，为三角韧带的距胫后韧带提供附着。

外侧结节骨折又称为 Shepherd 骨折，可发生于压缩或分离损伤；在芭蕾舞演员和足球运动员中可见到这种反复性损伤。与之相反的作用机制为足的过度背屈，由此导致距腓后韧带牵拉造成撕脱骨折。普通 X 线片显示骨片从后结节处脱离，表面粗糙而不规则。为了提高诊断的准确性，Paulos 描述了一种 30° 距下关节斜位片，可以较为清晰地显示距骨后突。如果 X 线不能确定是否骨折，可行骨扫描检查明确是否为急性损伤，CT 扫描也能帮助诊断。

内侧结节骨折又称为 Cedell 骨折，是一种相当不常见的骨折。Cedell（1974 年）认为这种骨折为足受到背屈旋前暴力，三角韧带的距胫后韧带从距骨后突内侧结节撕脱所致。骨折块通常位于内踝后方，有时可以产生跗管综合征。

如果能早期诊断，可用石膏托外固定 4 ~ 6周；有较大的骨折块则须切开复位内固定；如果晚期有症状，可手术切除。不愈合的骨折片与先天性的三角骨难以鉴别，但治疗均采取手术切除。

二、治疗原则

Hawkins Ⅰ型骨折或无移位距骨头骨折，可采用石膏托外固定，但仍可能移位和发生距骨头坏死；Hawkins Ⅱ型骨折可行复位后空心钉内固定；Ⅲ型和Ⅳ型骨折需行切开复位内固定术。如果距骨骨折粉碎而无法复位，可行距舟关节或跟距关节融合术。

三、并发症

（一）距骨缺血性坏死

由于距骨血供较差，骨折后易继发缺血性坏死，这是距骨骨折脱位最常见的并发症，尤其是Ⅲ型和Ⅳ型骨折几乎全部坏死，但往往是部分坏死。解剖复位和稳妥固定可减少坏死的发生。早期怀疑坏死应该延长固定时间，避免负重。通常距骨坏死造成的功能障碍并不严重。Horst 等按时间顺序将距骨缺血性坏死分为早期和晚期：距骨受损后 9 ~ 12 个月为早期，一般采用非手术治疗；若超过 9 ~ 12 个月，多考虑手术治疗，疼痛是决定手术的重要指征。距骨缺血性坏死按骨坏死量分为少量坏死（骨软骨缺损）、部分坏死和完全坏死。微骨折和钻孔是一项有效而简便的治疗手段，适用于塌陷之前的有症状的距骨坏死。若距骨大部坏死，外形发生改变，患者疼痛剧烈，难以负重行走时，应行关节融合术。

（二）距骨骨折畸形愈合或不愈合

2003 年 Zwipp 等提出了距骨创伤后畸形愈合和不愈合的分型标准。Ⅰ型：距骨骨折畸形愈合或伴有关节脱位。Ⅱ型：距骨骨折不愈合伴关节脱位。Ⅲ型：在Ⅰ型或Ⅱ型的基础上出现部分距骨缺血性坏死。Ⅳ型：在Ⅰ型或Ⅱ型的基础上出现整个距骨缺血性坏死。Ⅴ型：在Ⅰ型或Ⅱ型的基础上出现有菌性距骨缺血性坏死。

对于年轻、治疗积极且骨、软骨条件好的Ⅰ型、Ⅱ型、Ⅲ型畸形患者可行二次截骨矫形、解剖复位内固定术；若Ⅰ型、Ⅱ型、Ⅲ型畸形患者患有严重创伤性关节炎或系统性疾病时应行关节融合术；Ⅳ型患者可行死骨切除、自体骨移植加胫距跟关节融合术；Ⅴ型患者应对感染组织彻底清创、距骨大部摘除术，但应尽量保留距骨头及距舟关节的功能。当长时间的畸形愈合或不愈合并发距骨大部缺血性坏死或严重创伤性关节炎，后足活动功能丧失时，应重塑后足的力学并融合相应的关节。

（三）创伤性关节炎

距骨骨折会引起踝关节和距下关节的创伤性关节炎，其发病原因主要包括距骨缺血性坏死、软骨损伤、长期固定及畸形愈合等。创伤性关节炎早期症状不严重时可行非手术治疗，中晚期关节退变严重，行走时疼痛，严重影响生活质量时，常需手术治疗。

关节牵引术通过牵开器上的铰链维持周期性的关节液压力，从而利于关节软骨的营养和修复，适用于关节退变较重的年轻患者，或关节置换或融合的前期治疗。

第四节　足舟骨骨折

位于跟骨前方的足舟骨与距骨头相咬合，因形如舟状故名。足舟骨是足纵弓的高点，由外侧看，背侧比跖侧宽；前后看，内侧比外侧宽，延长了足的内侧柱。足舟骨将来自距骨的力量再传递至前方的三块楔骨，除因直接撞击暴力可引起骨折外，间接的传导暴力同样可造成足舟骨损伤。胫后肌的猛烈收缩，则引起内侧撕脱骨折。

一、分型

根据足舟骨骨折的部位及性质可将其分为结节骨折、背侧边缘骨折、体部骨折和应力骨折。体部骨折又分为移位骨折和无移位骨折。

（一）骨皮质撕脱骨折

约占足舟骨骨折的50%，多见于背侧，常由于过度跖屈导致三角韧带浅层撕脱造成，部分患者发生于内侧或跖侧，分别由足过度外翻时胫后肌腱或弹簧韧带牵拉所造成，通常可作为严重中足韧带损伤的标志，需要进行细致的评估以排除其他合并损伤。

（二）足舟骨粗隆及副舟骨骨折

由于胫后肌腱抵抗足部过度外翻时产生强烈的牵拉作用所致，因周围有大量软组织附着，一般无明显移位。

（三）足舟骨体骨折

多由高能轴向暴力所致，骨折特点取决于暴力的方向及大小，Sangeorzaii 等根据损伤机制将其分为三型，这三型骨折损伤严重程度及受伤暴力逐渐增加。

OTA 分型根据骨折是否累及关节面分为 A、B、C 三型：A 型，关节外骨折；B 型，累及距舟关节；C 型，同时累及距舟及楔舟关节。根据粉碎及移位程度又可进一步分为不同的亚型。

二、X 线诊断

除了常规拍摄足正位、侧位、斜位 X 线片，一些特殊位置摄片有助于骨折的诊断,包括:

（一）45°内侧斜位，拍摄方法类似于普通斜位片，即大腿内旋，踝置于45°外翻位,球管垂直于第 3 跖骨基底部，有助于观察跟舟联合。

（二）30° 外侧斜位，大腿外旋，踝置于 30° 内翻位，利于显露足舟骨粗隆及副舟骨。

（三）斜侧位，屈膝 90°，踝关节背伸 90° 并内翻 45°，球管以外踝远端及前方 2.5cm 的点为中心，能够观察前方关节面及跟骰关节。

三、治疗原则

足舟骨骨折的治疗要遵循以下原则：维持内侧柱的长度，恢复距舟关节的解剖对位关系，维持胫后肌腱止点的完整性，保持楔舟关节的稳定性及力线。

第五节　下胫腓联合损伤

下胫腓联合是维持踝关节稳定的重要结构。下胫腓联合解剖结构复杂，由胫骨远端外侧三角形的腓切迹与腓骨远端粗糙的内侧面构成，由下胫腓韧带复合体维持稳定。下胫腓韧带复合体包括下胫腓前韧带、下胫腓后韧带、骨间韧带、胫腓横韧带和胫腓骨间膜的远端部分，其中骨间韧带和下胫腓前、后韧带较重要。下胫腓联合与胫、腓侧副韧带及关节囊一起维持距骨在踝穴中的位置，对维持踝穴的完整、踝关节的稳定具有重要作用。

外展、外旋暴力是造成下胫腓联合损伤的主要原因。外展、外旋应力首先作用于踝关节内侧结构，造成内侧三角韧带损伤、断裂或内踝撕脱骨折，应力继续将造成下胫腓韧带复合体撕裂、断裂、下胫腓联合分离或外踝骨折。足背屈暴力也可引起下胫腓联合损伤。足过度背屈时，胫骨内旋，距骨外旋，距骨体前部的宽大部分挤入踝穴，对外踝施以外展外旋暴力，造成下胫腓联合不同程度的损伤。下胫腓前韧带最坚强，但也最容易受累造成撕脱，其中 50% 发生在前结节，其次是下胫腓后韧带撕脱或后踝骨折。损伤甚至造成骨间韧带部分或完全撕脱，此时下胫腓联合完全分离。

一、X 线诊断与分类

依据是否合并踝关节损伤，将下胫腓联合损伤分为合并性损伤和单纯性损伤两大类。合并性损伤占踝关节损伤的 1% ~ 11%，主要伴发于踝关节 C 型骨折和部分 B 型骨折；单纯性损伤较少见，占急性踝关节扭伤的 1% ~ 11%。

下胫腓联合分离必须具备 3 个条件，即内踝或三角韧带损伤、下胫腓韧带损伤以及腓骨与骨间膜在同一水平面损伤，可通过摄正侧位及 Mortise 位 X 线片来诊断。韧带损伤多采用 3 度划分法：Ⅰ度为轻微的韧带损伤，Ⅱ度为韧带的不完全性损伤，Ⅲ度为韧带的完全性撕裂。有学者将下胫腓联合韧带损伤分为急性损伤、亚急性损伤和慢性损伤。

急性损伤后 3 周以内，根据损伤程度分为 3 型：Ⅰ型为单纯扭伤无下胫腓分离；Ⅱ型为下胫腓隐性分离，即只有应力位摄片才能发现；Ⅲ型为下胫腓联合明显分离。目前普遍认为下胫腓联合是一个可微动的滑膜关节，在下胫腓韧带复合体的协同作用下，可随踝关节和小腿的运动而出现旋转和平移的复合运动，同时可对抗胫腓骨分离趋势的轴向、旋转、平移应力。

目前国内外对下胫腓联合分离的 X 线诊断标准较多，尚无定论。Amendda 等总结 X 线片上正常下胫腓解剖关系：

（一）前后位或踝穴位片上下胫腓骨间隙 > 6mm。

（二）前后位片上胫腓骨重叠 > 6mm 或大于腓骨宽度的 42%。

（三）踝穴位片上胫腓骨重叠影 > 1mm。

若超过上述范围，则认为损伤或分离。但对于下胫腓联合损伤的诊断采用 CT 或者磁共振的冠状面诊断可更明确。

二、治疗原则

（一）内外踝均能解剖复位并牢固固定者，通常无须固定下胫腓联合。

（二）下胫腓联合固定的手术适应证包括：

1. 内踝三角韧带损伤，腓骨骨折高于踝关节水平间隙上方 3cm。

2. 下胫腓联合损伤合并腓骨近端骨折，如 Maisotmeuve 骨折。

3. 陈旧性下胫腓分离。

第六节　拇外翻

拇外翻是一种常见的足部畸形，严重影响患者的生活质量。现在认为当拇趾向外倾斜的角度超过 15° 时就是拇外翻畸形，但是并非所有拇外翻畸形的患者都有疼痛症状出现。第一跖骨头内侧由于在拇外翻的基础上形成骨赘，骨赘长期和鞋产生摩擦，易形成滑囊炎，即为拇囊炎。拇外翻并非单纯的畸形病变，而是常常并发其他足趾的畸形和症状，如锤状趾、跖骨痛、扁平足等，故拇外翻又常被称为拇外翻复合体或拇外翻综合征。

一、病因

拇外翻的病因目前仍不清楚，目前倾向的说法是拇外翻的发生和多种因素有关，包括创伤、关节炎、足部生物力学改变以及家族史等。

二、解剖与病理

第 1 跖趾关节由第 1 跖骨头的凸形关节面与近节趾骨底凹形关节面形成，关节囊背侧为伸肌腱所加强，两侧为扁形侧副韧带。跖侧为连接跖骨头与近节趾骨的韧带所加厚，与跖骨深横韧带相融合，横行连接各跖骨头。

正常人拇趾、跖趾及趾间关节中立位为 0°，拇趾伸直时，跖趾关节可跖屈 35°，趾间关节可跖屈 60°，跖骨头内外端连线与跖骨干轴线相交，显示跖骨头对跖骨干稍向外偏斜，而近侧趾骨干对其自身的关节面亦朝外偏斜，这两个偏斜角的总和即为正常拇趾外翻度数。拇趾外翻倾斜度为 14 ~ 15°，平均为 14.4°，小于 15° 可以认为正常。

行走时，足有一种在地面上向外旋转的倾向，此时拇长屈肌相当有力，其收缩可以引起拇趾外展。习惯于穿尖头鞋的人，或是因为第一跖骨头关节面朝外倾斜，加以拇长屈肌腱、拇长伸肌腱及拇收肌的牵引，可发生拇外翻。

拇外翻病变复杂，不仅限于拇趾，常合并第一跖骨内翻，其他各趾以及足部也多受累。第 1、2 跖间角达正常上限（8 ~ 9°），甚至超过。第一跖趾角可大于 30°，拇趾常呈旋前位。拇收肌因失去拇展肌的对抗，牵拉拇趾使其进一步外翻。拇趾下方的籽骨也外移，进一步加重畸形。

拇外翻常伴有第 2 趾锤状趾，被挤向背面，前足散开，横弓变平。第 2 跖骨头下方及第二趾背面因经常摩擦生成胼胝，穿鞋及行走均不方便，引起疼痛，第 1 跖趾关节内侧突出，该处可以形成滑膜囊炎症，关节本身也发生不同程度的退变。从整体看，除拇外翻外，可以引起一系列的病变，包括第 1 跖骨内翻，第 1 跖趾关节炎、拇囊炎、胼胝及跖骨痛等。

三、临床表现

拇外翻常见于双侧，除有明显的畸形以外，主要的症状是疼痛，早期多由跖骨内侧的拇囊炎引起，部位可以是跖趾关节、籽骨部位，但主要集中于自跖骨头内侧，步行时疼痛加重。畸形的严重程度和疼痛并不成正比。

患者跖骨头内侧突出，表面常见胼胝形成，有拇囊炎时局部皮肤有红肿。轻度拇外翻对第 2 趾影响较小，而严重畸形时可推挤第 2 趾向外偏斜，甚至拇趾可至第 2 趾下方，形成第 2 趾骑跨合并锤状趾畸形。

查体时，拇囊炎部位的压痛十分常见。多数患者第 1 跖趾关节外侧紧张，而青年患者则比较容易纠正。

四、影像学检查

手术前需要常规拍摄 X 线片，包括足在负重状态下的正位、侧位 X 线片。因为足部畸形在负重位相较于非负重位表现得更加明显。除此之外，摄取籽骨的图像来判断籽骨是否处于半脱位状态。若证实籽骨存在半脱位，那么就可判定存在退行性变化，此外如有需要可以拍摄非负重位的内旋斜位片，需要观察第 1 跖骨头颈部的宽度、第 1 跖趾关节间隙有无狭窄、跖骨头有无囊性变、关节边缘有无骨赘形成以及骨质疏松等。此外，利用 X 线片做一些必要的测量，对于拇外翻的严重程度及治疗方法的选择具有指导意义。

（一）拇外翻角（HVA）

第 1 跖骨中轴线与近节趾骨中轴线之夹角，正常 15 ~ 20°。

（二）第 1、2 跖骨间夹角（IMA）

第 1、2 跖骨中轴线之夹角，正常 8 ~ 9°。

（三）近端关节面固有角（PASA）

即第 1 跖骨远端关节面倾斜角：第 1 跖骨远端关节面内外两点引一连线，跖骨中轴线与上述连线有一交点，经此交点作关节面连线的垂线，该垂线与跖骨中轴线的夹角，正常小于 7.5°。

（四）远端关节面固有角（DASA）

即趾骨近端关节面倾斜角：通过第 1 近端趾骨中线与趾骨近端关节面连线交点引关节面连线的垂线，该垂线与近端趾骨中线之夹角，正常小于 7.5°。

（五）趾骨间角（IPA）

第 1 趾近节趾骨与远节趾骨纵轴延长线的夹角，正常 < 10°。

（六）内侧楔关节面倾斜角（MTCA）

从内侧楔骨内侧缘画一连线，内侧楔骨远端关节面作一连线，后者与前者垂线的交角。在 X 射线正位片上，正常人 8 ~ 10°。

（七）籽骨位置测量（TSP）

在前后位 X 射线片上，可通过胫侧籽骨在第 1 跖骨平分线的位置确定胫侧籽骨的位置，当超过平分线位置时则为位置异常。

五、分型

按照 X 线测量的结果，Mann 将拇外翻分为轻、中、重三度，是比较传统的分型方法。

（一）轻度

拇外翻角（HVA）小于30°，第1、2跖骨间夹角（IMA）小于13°，第1跖骨头突出并疼痛。

（二）中度

拇外翻30～40°，第1、2跖骨间夹角（IMA）13～16°，拇趾外偏挤压第2趾。

（三）重度

拇外翻角大于40°，第1、2跖骨间夹角（IMA）大于16°，拇趾挤压第2趾形成骑跨趾，拇趾有中重度的旋前畸形。

六、治疗

（一）非手术治疗

对于一些畸形以及疼痛较轻，不明显影响生活和工作的患者，可以通过穿宽松的鞋或是通过足底力学测量定制的鞋垫；对于形成拇囊炎的患者，可理疗和应用非甾体类消炎药来缓解症状；对于轻度畸形的患者，还可以使用矫形器减轻拇趾外翻，但矫形器不能永久纠正畸形，只能起到暂时缓解症状的作用。同时也可利用橡皮筋套住双侧拇趾向内牵拉行功能锻炼。

（二）手术治疗

1.目的

拇外翻外科治疗的目的，首先是解除患者以疼痛为主的症状与恢复前足的功能，其次是矫正畸形。

2.适应证

疼痛而经非手术治疗无效的患者。

3.常用手术方式介绍及手术方式的选择

目前，拇外翻已有百余种手术治疗方法，但尚无公认的标准治疗方案，要根据具体的患者查体制订治疗方案。现已知道的手术方法有软组织手术、截骨矫形术、跖趾关节成形修复术、关节融合术、关节置换术等。各种方法有着各自的优点和缺陷，这就需要临床医师严格掌握手术适应证，采取较为合适的术式从而获得良好的疗效。

（1）软组织手术：主要着眼于跖趾关节的软组织平衡，目前多和截骨手术联合应用。

①Silver手术：第1跖骨头内侧骨赘切除术，为拇外翻矫正手术中最基本的术式，几乎在所有的软组织手术或截骨手术同时使用。单纯的骨赘切除不能纠正拇外翻的结构

异常，所以复发率很高，故而并不单独使用此术式。仅用于拇外翻角增大（HVA < 40°）而其他夹角正常，且跖趾关节无关节炎的患者。

② McBride 手术：1928 年 McBride 首次采用此种式式治疗拇外翻，目前是最常用的软组织手术方式。由于手术方法简单，术后恢复快，使用较为广泛，也有许多改良术式的出现。

具体方法是在第 1 跖骨内侧骨赘切除的同时，将拇收肌腱移位至第 1 跖骨头外侧，并行腓侧籽骨切除。在减小拇外翻角（HVA）的同时，也通过拇收肌腱的移植防止第 1、2 跖骨间角（IMA）的进一步增大。改良 McBride 手术的主要不同在于：a. 不切除拇趾的腓侧籽骨；b. 不将切断的拇收肌腱缝合至跖骨头上，而是任其游离。

（2）截骨矫形术：目前临床治疗拇外翻主要是通过截骨矫正来实现的，手术方式多种多样。截骨的部位和平面可以选择在近节趾骨，如 Akin 手术；也可以选择在跖骨，如跖骨头颈部截骨 Chevron 手术、Reverdin 手术、Mitchell 手术、Mayo 手术以及大部分的小切口手术；跖骨干截骨 Scarf 手术、Ludloff 手术；跖骨基底部截骨 Juvara 手术、

（3）Loison-Balacescu 手术。

① Akin 手术：切除跖骨头内侧骨赘、近节趾骨基底内侧缘并行近节趾骨基底的楔形截骨。Akin 手术减小了远端关节面固有角（DASA），同时也减小了拇外翻角（HVA）。该手术适用于单纯拇外翻角重度增大、远端关节面固有角增大但跖趾关节适合的患者。

② Chevron 截骨术：又称为 Austin 手术，具体术式为在切除第一跖骨头内侧骨赘后，于第一跖骨头内侧做开口指向近端的 V 形截骨，尖端距离关节面约 1cm，开口的角度为 60°。截骨后将远端向外侧推移后用克氏针或螺钉固定截骨面。3 周后拔出克氏针。

此手术适合于 IMA < 15° 和 HVA < 35° 的轻度或中度畸形。60 岁后的患者满意度呈下降趋势。

有人也主张对于轻、中度拇外翻，且无籽骨严重半脱位或跖骨间夹角过大的患者联合使用 Chevron 截骨术和 Akin 手术。

③ Mitchell 手术：第 1 跖骨颈部的横行截骨手术。切除跖骨头内侧骨赘后，在跖骨颈部背部钻孔以备截骨后固定，继而在两孔间做两次平行的横行截骨，远端截骨线从内向外侧部分切断跖骨干，保留外侧 3 ～ 5mm 骨质不切断，在距远端截骨线的近端 2 ～ 4mm 处垂直跖骨干完全切断跖骨，去除两截骨线间的骨质。Mitchell 手术缩小了第 1、2 跖骨间角，同时可以纠正第 1 跖骨头的抬高和内旋等改变。但是由于第 1 跖骨的缩短部分患者会引起转移性跖骨痛。对术前第 1 跖骨较短患者，应慎用此手术。Mitchell-Roux 改良手术通过两条截骨线成一定的角度，可以在纠正第 1、2 跖骨间角的同时纠正近端关节面固定角。此种术式适合于 HVA < 15°、IMA < 35° 的轻、中度拇外翻患者。

④ Scarf 手术：是跖骨干水平移位的 Z 形截骨，在负重状态下，其稳定性要好于 Chevron 截骨术。

手术方法是在第 1 跖骨干内侧，从内向外做一 Z 形截骨，完全截断后推挤跖骨下半部向外平移，并使跖骨头向外侧旋转，以缩小 1、2 跖骨间的夹角。用两枚螺钉固定截骨面。Scarf 手术优点在于通过将跖侧截骨块向外侧移位而降低跖骨间夹角，跖骨头侧截骨块向内移位可以纠正拇内翻。

此手术的适应证为 HVA20 ~ 40°、HVA 为 11 ~ 18° 的轻中度畸形。

⑤跖骨基底部截骨：因具有纠正第 1、2 跖骨间角能力强的特点多用于中重度拇外翻。目前临床上常用的跖骨基底部截骨术有 Juvara 手术。这是一种闭合性楔形截骨，该术式纠正第 1、2 跖骨间角能力强，截骨面较大，易于骨性愈合；跖骨远端向外偏移也较大，可以缩短或延长第一跖骨，方便螺钉固定。但是 Juvara 手术只纠正了 IMA，不能纠正增大的 PASA。

跖骨基底截骨术后应警惕和预防发生跖骨头抬高的并发症，方法是应用牢靠的内固定和防止早期负重。

（3）第 1 跖趾关节成形修复术：Keller 手术包括第 1 跖趾关节半关节切除成形术和第 1 跖骨头内侧突起切除。其手术要点是在切除第 1 跖骨头内侧拇囊及增生的骨赘的同时，还要切除拇趾近节趾骨近端 1/3 以上，其缺点是手术使拇趾短缩，肌肉、肌腱相对松弛无力，早期下地时，拇趾抓地力量减弱，有行走无力的感觉；由于拇趾近节趾骨被截除 1/3，当下地行走、负重时，削弱了第 1 跖骨头的负重能力，而使第 2 跖骨头负荷增加，又会加重原来已经存在的第 2 跖骨头足底部的胼胝，甚至使局部疼痛情况加重。

其适应证为具有症状的、第 1 跖趾关节骨性关节炎的老年性拇外翻患者，或是因年龄大而不适合做其他重建手术的患者。

（4）关节融合术：包括第一跖趾关节融合术和内侧趾跗关节融合术（Lapidus 手术）

第 1 跖趾关节融合术对严重关节病变、关节不稳者可考虑应用。融合的位置：拇趾相对于地面应背伸 10 ~ 15°，近节趾骨与第 1 跖骨的成角应在 25 ~ 30°。同时保持拇指 15 ~ 25° 外翻。

Lapidus 手术结合远端软组织手术和骨赘切除则适合于内侧趾跗关节不稳或趾跗关节骨关节炎的患者。

（5）关节置换术：近年来应用人工跖趾关节置换术治疗跖趾关节骨关节炎的拇外翻病例逐渐增多。人工跖趾关节置换术，既可保留跖趾关节的活动又不缩短拇趾，且又能有效地解除骨关节炎的疼痛。人工跖趾关节置换术适用于年龄在 55 岁以上、活动相对较少的轻中度骨关节炎型拇外翻患者及类风湿性关节炎、创伤性关节炎等患者。

4.术后并发症

（1）畸形复发：术后最常见的并发症，主要原因是没有根据具体情况选择合适的手术方式。预防的主要方法是术后将拇趾固定于合适的位置。如果复发并伴有症状，可以选择再次手术治疗。

（2）拇内翻：施行软组织手术或小切口手术时，畸形矫正过度，形成拇内翻畸形。对于非固定性畸形，可固定于外翻位，若形成固定畸形，宜行手术治疗。

（3）跖骨愈合障碍及畸形愈合：包括跖骨截骨后延迟愈合以及不愈合、跖骨短缩、跖骨头背伸畸形，是跖骨侧截骨术的常见并发症。

（4）第1跖骨头缺血性坏死：最常发生于跖骨远端截骨术后，如 Chevron 手术、Reverdin 手术、Mitchell 手术。无症状的患者可行非手术治疗。若产生症状，则可以采取手术方式。

第七节　平足症

平足症是指由于先天性或姿势性导致足弓降低或消失为主要特征的畸形。患足外翻，站立、行走时足弓塌陷，出现疲乏或疼痛。

一、病因

（一）先天性因素

足部的骨骼异常，主要是足副舟骨、足舟骨结节过大，以致胫后肌附着处软弱。第1跖骨较短，结果其他跖骨承受重力过多，导致足弓扁平。另外，遗传因素也可能是病因，父母一方或双方有平足症者，小孩生后可能有平足和负重线不正。

（二）后天性因素

双足长期负重站立、体重增加、长途跋涉过度疲劳等退变因素，都可导致维持足弓的肌肉、韧带、关节囊、腱膜等软组织慢慢薄弱，后足弓渐渐变得低平。某些疾病如类风湿性关节炎、骨关节结核等也可导致足骨变形、足弓扁平。现在认为，胫后肌腱功能不全（PTTD）是成人获得性平足症最常见的病因。

二、分型

关于平足症有很多分类，按不同的分类标准可分为柔韧性平足症和僵硬性平足症、病理性扁平足和生理性扁平足、症状性扁平足和无症状性扁平足、先天性扁平足和后天性扁平足。

三、临床表现

早期症状为踝关节前内侧疼痛，长时站立或步行加重，休息时减轻。无论是哪一种类型的平足症，站立时都具有相似的体征出现：足弓下陷，以致消失，足内缘变直，前足外展，跟骨、舟骨结节突出，内踝突出增大，外踝突出变小，足跟变宽，跟底外翻，跟腱止点外移。

四、辅助检查

本病的辅助检查方法主要是 X 线检查，应负重条件下摄足正侧位 X 线片，X 线侧位片显示足纵弓明显低平塌陷，跟骨、舟骨、骰骨、距骨关系失常。严重者跗骨骨关节炎形成。

存在长期平足畸形的患者，当需要确定关节退变的程度和可能存在的跗骨联合时可考虑应用 CT 检查。MRI 可用来检测纤维性联合或软组织病变，对于诊断胫后肌腱病变具有敏感性和特异性。

五、诊断

有先天性足骨排列异常或足部创伤、长期负重站立等病史。足部纵弓塌陷，足底扁平。足跟外翻，行走或久站易感疲乏、疼痛和压痛。X 线摄片显示足纵弓塌陷，跗跖骨轴线关系改变。

六、治疗

（一）柔韧性平足症

对于青少年无任何症状的柔韧性平足症，可以不予治疗。对于由长期的负重站立、劳累造成的平足症，应避免长时间的站立作业，并行理疗、按摩等，消除疲劳。还可使用支撑足弓的矫形鞋垫或矫形鞋。需要注意的是，对于小儿期的平足症，应避免使用支撑整个足弓的矫形器材，因为其可以导致肌萎缩，反而加重症状。对于先天性的足骨畸形造成的平足，可行相应矫形手术改善。

（二）僵硬性平足症

对于早期的僵硬性平足症，可以用手法按摩，做足内翻活动，解除腓骨肌痉挛，然后用石膏固定于内翻位。若痉挛不缓解，则可在腰麻或全麻下手法矫正外翻、外展及背屈畸形，用短腿石膏固定患足于轻度内翻位 4 ~ 6 周，其间鼓励患者扶拐行走。拆除石膏后使用足弓支持矫形鞋垫。疼痛严重者可在骨间距跟韧带处局部封闭，止痛效果良好。保守治疗无效者或足弓完全塌陷、无弹性、足骨变形不能解除疼痛者，宜行手术治疗。手术方式多种多样，但是实际临床应用中单一使用一种方式的情况较少，多联合使用多种手术方式，部分患者还需行跟腱的延长。

1. 趾长屈肌腱转移术

趾长屈肌腱转移术是在趾长屈肌腱（FDL）分叉前跨过拇长屈肌腱（FHL）与之交叉处将其离断，远端缝合至 FHL 上。在舟骨结节上钻一垂直小孔。然后将 FDL 游离的近端从足底穿过舟骨结节上的小孔缝合到 FDL 自身（如果该肌腱有足够的长度）或缝合到舟骨结节四周的软组织上。固定时 FDL 必须保持足够的张力。术后给予短腿管形石膏将足于内翻跖屈位固定。4～6 周后换用短腿石膏托将足于中立位继续固定 4 周，且开始足趾局部功能锻炼。术后 10 周拆除外固定，适当进行足踝部的功能锻炼。此术式不能直接矫正平足畸形，但是可以有效缓解患者疼痛并增加足内翻肌力。

2. 跟骨内侧移位截骨术

在外踝下方、腓骨长短肌腱鞘及腓肠神经的后方暴露跟骨结节，以垂直于足底面 45° 的角度将跟骨结节部截下并向内下方移位 1cm 左右后，用两枚螺纹钉（直径为 4mm）以垂直于截骨平面稍偏向外侧的方向将截下的跟骨结节固定到跟骨主体上。注意螺纹钉头不能穿透跟骨的前后关节面及距下关节。术后处理和 FDL 转移术的术后处理相同，只是在足部负重锻炼前必须要有 X 线片证实跟骨截骨处愈合良好。

3. 关节融合术

单关节固定包括距下、距舟、跟骰关节融合等，双关节（跟骰 + 距舟）固定、三关节融合等，它们可纠正距舟和距下关节半脱位、后足外翻等畸形，使后足在一个相对合适的位置上融合。但是融合手术不可避免会导致中后足活动功能的丧失。有人认为年轻时做三关节融合手术，以后会继发严重的踝和中足的关节炎。

第四章 骨与关节结核

第一节　脊柱结核

脊柱结核是结核杆菌经过一定的途径，到达脊椎，引起脊柱的破坏。有资料报道，在公元前 3000 年的木乃伊中就有发现。公元前 450 年希波克拉底医书中就有脊柱结核的记载。Pott1779 年对脊柱结核曾进行完整的描述，因此，后来人就将此病称为 Pott 病。脊椎结核约占全身骨关节结核总数的一半，其中以儿童和青少年发生为最多。所有脊椎均可受累，但以腰椎为多见，其中腰 1 最常见，胸椎次之，颈椎较少，骶椎中骶 1 较多，负重损伤为其诱因。颈椎结核合并截瘫的发病率高，男性多于女性。

一、病理

脊椎结核病变多发生在椎体，少数在椎板、椎弓、棘突及横突。椎体结核有两种类型，分别是中心型和边缘型。

（一）中心型（又称幼年型）

小儿椎体周围软骨成分多，中心骨化部分常常是病变所在部位，随着病情的发展，椎体受重力的影响可有塌陷，出现压缩型骨折，早期椎间隙尚在。

（二）边缘型

又称骨骺型或成人型，发生在较大儿童或成人，起于椎体上缘或下缘的骨骺，病变常迅速破坏椎间软组织，使椎间隙狭窄或消失，上下椎体相连。前侧型或骨膜下型也在成人发生，位于椎前韧带下，常扩散累及上下邻近脊椎。

（三）附件结核

发生在横突、椎板、椎弓根或棘突的结核，临床较少见。

椎体结核因循环障碍及结核感染，使骨质发生破坏及坏死，有干酪样坏死组织和脓肿形成，椎体因病变和承受重力的作用，而发生塌陷，使脊柱形成弯度，棘突后突隆起，背部有驼峰样畸形，上胸椎结核尤为明显。由于椎体塌陷，死骨、肉芽组织和脓肿形成，向后突出，进入椎管，可使脊髓受压发生截瘫，发生在颈椎及胸椎较多。骨质破坏，寒性脓肿在脊椎前纵韧带下形成，可穿过韧带至脊椎前筋膜间隙，因重力关系可沿组织间隙扩散至远离病变的部位，形成灌注性的寒性脓肿。颈椎结核形成的脓液，可向前流注在咽后壁，因此，压迫咽部，使其腔隙变小或压迫食管上段，可引起吞咽困难。严重时压迫喉或气管引起呼吸困难。脓肿继续向咽部两侧灌注，可在颈部两侧胸锁乳肌后缘的皮下形成脓肿。胸椎结核常形成椎前和椎旁脓肿，脓肿在主动脉周围，左侧较多、右侧较少，在正位 X 线片上，形成一个"，"形的阴影。也可出现在后纵隔区或沿肋间向胸壁发展；向椎管发展可引起截瘫。上腰椎结核，脓液积聚在肾区，向腰背部浸润核扩散，形成后腰部脓肿；下腰椎结核脓液沿腰大肌流向盆腔，形成腰肌脓肿。沿髂腰肌向下蔓延到腹股沟或股内侧，从股骨后达大粗隆，沿阔筋膜张肌和髂胫束至股外侧下部。这些脓肿，因为没有红、热、痛急性炎症的表现，故称为寒性脓肿。脊椎结核在治疗好转过程中，病变的破坏性产物，如脓肿、死骨等可逐渐被吸收，同时有纤维组织充填修复，最后形成纤维愈合和骨性愈合，病程很长。

二、临床表现及诊断

除具有本章总论中描述的一般症状外，还有以下特点。

（一）早期表现

早期就有食欲不振、消瘦、乏力、贫血、体重减轻等症状。颈、背、腰部疼痛及放散痛，疼痛主要发生在脊椎病变部位，发病初期不重，随病变发展而加剧，休息后可减轻或暂时消失，久站、久立、活动后疼痛加剧。不同部位的病变还可引起各种放射性痛。

（二）保护性的肌肉痉挛

肌肉痉挛、脊柱活动受限是机体的一种保护性的反射作用，以缓解疼痛，维持负重功能。儿童因熟睡后肌肉松弛，患部稍动即引起疼痛，出现"夜啼"。疼痛醒来后，肌肉痉挛，疼痛减轻，又可入睡，熟睡后又疼痛啼哭，反复几次。颈椎结核患者常用两手托住头部，静坐，活动明显减少，小儿呈呆板状态。腰椎结核患者腰部肌肉痉挛，僵硬如板，拾物时不敢弯腰而是屈髋、膝，防腰背活动疼痛称为拾物试验阳性。

（三）神经受压

除疼痛外，颈椎结核有上肢麻木，咳嗽、打喷嚏时疼痛、麻木加剧。椎体结核时，可出现胸部、腹部疼痛。腰椎结核出现腰痛向下肢放射，下肢麻木、感觉迟钝等表现。

（四）背部畸形和寒性脓肿

当病变到晚期时，由于椎体的破坏，发生变形、移位，脊柱过度后突，形成"驼峰"样畸形，尤其是颈、胸椎结合最多见。病灶产生的脓肿可向远处灌注。颈部结核脓肿到咽后壁，出现吞咽困难或呼吸困难，睡眠时有鼾音。腰椎结核脓肿常出现在腹股沟、大腿根部，脓肿穿破后，有大量的干酪样坏死组织流出，有时可见到死骨，形成反复发作的经久不愈的窦道。当发生合并感染时，局部出现红、肿、热、痛，流脓增多。

（五）截瘫

未经治疗或治疗不适当，迁延成晚期，由于脊柱移位，椎管内压升高，是脊髓受压，出现部分或完全截瘫。

三、诊断

一般根据病史、临床表现、X线片都可明确诊断。

（一）X线检查

可显示不规则的骨质破坏，骨和寒性脓肿阴影等征象。

（二）CT、MIR检查

可显示骨质破坏程度和范围，脊髓受压程度和范围。

（三）血化验

血沉增快，红细胞下降，血红蛋白含量下降。

在诊断时，应注意有无其他原发病灶，如肺结核、生殖泌尿系结核等，以免漏诊。

四、治疗

治疗原则：增强患者机体的抵抗力，使机体向有利方面转化。应用支持疗法、药物疗法，必要时手术清除病灶、融合脊椎，早日恢复患者的健康，尽最大可能地恢复劳动能力。治疗方法分为非手术治疗和手术治疗。

（一）非手术疗法

非手术疗法包括支持、对症、营养、抗结核药物使用、功能锻炼等。

1.卧床休息

卧床使病变脊椎不承重，可防止病变发展、畸形加剧和截瘫的发生，一般临床上卧硬床。在病灶活动期必须坚持卧床，否则，病变的椎体在体重的作用下，将加速破坏、塌陷，形成严重畸形，甚至发生脊柱移位，脊髓受压造成截瘫。尤其是发育较快的儿童，更容易造成严重驼背畸形，甚至发生截瘫。儿童卧床需数年时间。卧床期间，在医务人员的指导下，可适当进行四肢运动和背部肌肉收缩活动。

2. 加强营养

营养支持很重要，一般以高蛋白、高能量、高维生素、易消化、易吸收食物为主，以增强机体抗病能力。在贫血、消瘦时，可输注血、血浆、血清蛋白，肌内注射免疫球蛋白，提高机体抵抗力。

3. 抗结核治疗

链霉素、异烟肼和对氨柳酸钠联合应用，效果较佳，可减少细菌对药物的耐药性。

对活动期患者和手术前后，应给予链霉素（0.75g 肌内注射，1 次 / 日，共 30 ～ 40 次）及异烟肼（300mg，1 次 / 日）口服，其余时间，根据患者情况，可间歇性地使用链霉素、异烟肼及对氨柳酸纳（3 ～ 4g，3 次 / 日），需要使用 6 ～ 12 个月。

4. 功能锻炼

病变愈后，逐步增加活动量，以防止脊柱过多承重，病情出现反复发作。病变愈合的标志：腰背局部疼痛和压痛消失，全身健康良好，食欲增加，精神状况好转，体温、脉搏和血沉等恢复正常，X 线显示骨病早愈合良好。

（二）手术疗法

1. 手术目的

通过手术以达到治愈病灶、缩短疗程和恢复机体功能。

2. 手术方法

根据病情选用病灶清除、脓肿切除或刮除、脊柱融合、窦道切除等手术。

3. 手术原则

有明显椎体破坏和寒性脓肿或大块死骨者，多采用病灶清除和脊椎融合术；如果病灶局限，骨质破坏少，亦可只采用脊椎融合术。对小儿患者手术要慎重，一般以非手术疗法为主，但必须坚持卧床，防止承重走路，必要时采用脊椎融合术及病灶清除术。

（三）合并疾病的治疗

1. 寒性脓肿的治疗

如果脓肿不大，只要原发病治愈，脓肿就会慢慢吸收而愈合。如脓肿过大，首先宜用粗针头潜行性穿刺抽出脓液，用生理无菌盐水冲洗干净后，再注入链霉素，以免脓肿破溃和继发化脓菌感染以形成窦道。在适当时机应尽早进行病灶清除术和脓肿切除或刮除。

2.截瘫的治疗

脊椎结椎合并截瘫的约有 10%，截瘫以预防为主，主要措施为脊椎结核活动期坚持不负重，坚持卧床和抗结核药物治疗等。如已发生截瘫，应早期积极治疗，大多可以取得良好的恢复。如失去时机，后果是严重的。如已有部分瘫痪，一般多先行非手术治疗，按截瘫护理，绝对卧床，进行抗结核药物治疗，改善全身情况，争取最好的恢复；如 1～2 个月后不见恢复，应尽早手术解除张力，如截瘫发展很快，甚至完全截瘫，应尽快手术，不宜等待。颈椎结核合并截瘫，或有寒性脓肿，应及早行手术，可在颈部前侧做切口，在胸锁乳突肌前侧与颈总动脉颈内静脉之间（或在颈动脉鞘之前）进入，显露和清除病灶，必要时一次处理两侧。胸椎手术多采用肋骨横突切除病灶清除术，或行椎前外侧病灶清除减压术，待截瘫恢复，一般情况好转后，再做脊椎融合术，使脊椎稳定。

通常来说，手术后局部要发生水肿，使局部压力增大，有个别患者，手术后当时不但症状不减轻，反而还要加重，但随着时间的推移、水肿的减轻，病情会逐渐好转。

第二节　关节结核

一、骶髂关节结核

结核杆菌随着血液循环先到骶骨、髂骨停留，生长繁殖进行破坏。骶髂关节结核在临床上不多见，在儿童很少发生，一般多见于 15 岁以上青壮年，女性患者居多。

（一）病理

一开始多为骨型结核，先发生在骶骨或髂骨，然后向周围扩散到关节。大多数病例有脓肿形成，脓肿多发生在关节后部皮下，有些发生在腹股沟、臀部或会阴部，在盆腔内者少见，如骶骨破坏严重，也可在盆腔髂腰肌部位。常因脓肿张力大自行穿破，形成反复发作、经久不愈的窦道。

（二）临床表现

起病一般较脊椎结核缓慢，许多患者先以脓肿来就诊，局部疼痛及压痛，开始较轻，随着骨质的破坏逐渐加重。但因脓肿破溃减压，疼痛减轻而延误诊断。有下腰部及患侧骶髂部疼痛，也可有腰痛向患侧臀部及股外侧放射。但与腰椎间盘突出症状不同，不放射至小腿及足部，无感觉改变，活动时疼痛加重，当翻身、坐久、上下楼、弯腰、下蹲等疼痛更为明显。一般站立时身体向健侧倾斜，走路时不敢跨大步。仰卧位常感骶髂部疼痛。

检查：站立位脊柱前弯、后伸及侧弯均受限，并有局部疼痛，但坐位时活动较好。卧位直腿抬高试验，患侧受限并有局部疼痛。挤压或分离髂骨时患部疼痛，骶髂关节患部有压痛，可有寒性脓肿或窦道。肛指检查有时可摸到局部脓肿及压痛。

（三）诊断

有结核病史，根据临床表现可初步诊断，X线有助于诊断。以下试验有助于诊断。

1. 骶髂关节过伸试验

患者俯卧位，检查者一手压住患者腰部，一手插于患者的两腿下，将下肢向上抬，骶髂关节处产生疼痛，称为骶髂关节过伸试验阳性。

2. "4" 字试验

患者平卧位，健侧下肢伸直，患侧屈髋屈膝，大腿外展外旋，小腿放在健侧的大腿上，呈 "4" 字形，一手固定骨盆，一手下压患肢，出现疼痛者为阳性。

3. 托马斯征

患者仰卧，健侧肢体可以平放在床上，但患侧肢体出现屈曲，腰部接触床面，患侧下肢屈曲抬起，下肢伸直接触床面，腰部凸起，称为托马斯征阳性。

4. X线检查

在拍片时，须拍照骶髂关节正位及斜位片，可见骨质破坏、死骨及空洞形成等。鉴别诊断：注意应与骶髂劳损、椎间盘突出症、腰椎结核和髋关节炎症等鉴别。

（四）治疗

治疗原则：在全身支持、营养、抗结核的基础上，积极进行病灶清除，关节融合术。骶髂关节不属于活动关节，其生理功能主要是负重。为了缩短治疗时间，通常选用病灶清除术及关节融合术。在病的早期无死骨或脓肿形成时，从关节后部只做关节融合术，术后平卧硬板床。

病灶局限于骶骨或脓肿在盆腔内时，应采用前入路，逐层切开显露病灶，切开腹壁，将腹膜连同输尿管向内向上牵开，可显露髂总动、静脉及脓肿。一般情况下，脓肿位于血管外侧及髂肌内侧，将血管向内牵拉并保护，将髂肌向外牵拉并保护，切开脓肿壁，清除脓液，刮除肉芽组织、干酪样物质及死骨等，可见脓肿与骶髂关节相通的病变处，充分显露病灶，进一步清理病灶，刮除脓肿壁肉芽组织，用生理盐水冲洗后，伤口内放入青霉素、链霉素，关闭伤口。在手术过程中，注意保护腰丛神经，切勿损伤。

病灶局限于骶骨或脓肿在后部，可采用后入路手术，逐层切开，显露髂嵴后部、髂后上棘，沿髂骨外板后缘向外下分离臀大肌，至坐骨大切迹稍上，从骶髂关节病变部位，凿开大小适当一长方形的髂骨块，显露骶髂关节及病灶，彻底清除脓液及肉芽组织，取除干酪状物质及死骨等，生理盐水彻底冲洗伤口，再置入青霉素、链霉素。如无窦道形成，可利用取下骨块或髂骨后部取骨植入依次融合骶髂关节，手术完毕后，逐层关闭切口。

骶髂关节结核如果前后均有脓肿时，可分期手术，先清理前部脓肿，待愈合后 1 ~ 2 个月再清理后部脓肿，并做骶髂关节融合。

二、髋关节结核

髋关节结核约占骨关节结核的 20% ~ 30%，在骨与关节结核中居第三位，仅次于脊柱和膝关节。多发生于儿童，常为单侧发病，也可见到双侧发病。

（一）病理

初起病灶以单纯性滑膜型为多见，单纯性骨型较少。骨型病灶多起于髋臼上缘，其次是股骨头和股骨颈靠近骺板处，逐渐扩大，穿入关节，形成全关节结核。滑膜型病灶，也可扩散破坏关节软骨、股骨头、颈和髋臼，成为全关节结核。病灶常有干酪样物和寒性脓肿形成，脓液向腹股沟区或大粗隆处流注形成局限性脓肿，脓肿穿破皮肤引起窦道，可合并化脓菌感染。病灶也可穿破骨盆，脓液向盆腔灌注，形成骨盆内脓肿。由于股骨头、髋臼进行性破坏和周围肌肉因疼痛痉挛，使髋关节屈曲、内收畸形。髋关节可发生病理性脱位。病变静止后，有纤维组织增生，使关节形成纤维性强直或骨性强直，此时下肢呈内收、短缩和屈曲畸形。有的病变过程很长，骨质破坏明显，不可避免地发生畸形，因此，必须积极采取措施，排除不利因素，转化病理过程，提高机体抵抗力，使患者早日恢复健康和肢体功能。

（二）临床表现

1. 全身表现

起病缓慢，可有低热、乏力、倦怠、食欲不振、消瘦、贫血等症状。

2. 局部表现

（1）疼痛：典型性表现为跛行和患髋疼痛向膝关节放射。初期症状为髋部疼痛，疼痛沿闭孔神经向膝部放射，儿童患者常诉说膝部疼痛，切勿误诊为膝关节病变。检查时病变的髋关节有疼痛，疼痛随病变的发展而加重，活动时疼痛加重。

（2）肌痉挛：由于疼痛刺激，引起患侧下肢的肌肉痉挛，有防止肢体活动的保护作用，从而减轻疼痛。儿童经常出现"夜啼"，长时期的痉挛和废用，可使肢体肌肉萎缩，尤其是股四头肌萎缩尤为明显。

（3）畸形：肌痉挛使髋关节有屈曲、内收挛缩畸形，活动受限。托马斯征阳性，髋关节破坏严重时，可引起髋关节半脱位或全脱位，肢体相对变短。儿童如有病变波及骨骺，骨骺粗糙破坏将影响肢体生长，使肢体短缩更明显。疼痛、骨质破坏、畸形和肢体变短，使患者有不同程度的跛行，甚至不能走路。

（4）压痛检查时，髋关节前部和外侧有明显压痛。临床上虽有膝关节疼痛感，但膝关节检查无异常发现。

（5）窦道：晚期常有窦道形成，窦道多位于大粗隆或股内侧，通过窦道可有关节内感染。

（6）X线检查：局部早期有股骨头及髋臼骨质疏松，关节间隙变宽，随着病变的发展，软骨破坏，关节间隙变窄，骨质可有不规则破坏，边缘不整齐，有死骨或空洞，甚至股骨头、颈完全破坏，可有病理脱位，但少有新骨形成。

（三）诊断

依据病史、临床表现、血沉、X线检查可初步做出诊断。

注意与化脓性关节炎和类风湿性关节炎鉴别。类风湿性关节炎常为多关节受累，晚期可有关节僵硬，关节畸形，但无骨质破坏病灶。

（四）治疗

1.支持营养

髋关节结核的治疗，首先要改善全身情况，纠正营养不良、贫血，增强机体的抵抗力，措施同脊柱结合。

2.抗结核药的应用

在结核病灶活动期以及手术前、后，均应使用抗结核药物。抗结核药物的选择同脊柱结核和总论。

3.牵引固定

髋关节结核，由于髋关节周围肌肉丰富，当起痉挛时，可产生巨大压力，使股骨头发生坏死，因此，牵引可纠正肌肉痉挛引起的关节畸形，防止股骨头坏死，常用持续性的皮肤牵引。早期使用牵引可纠正部分或全部屈曲挛缩；晚期使用牵引可保持关节面分离，以防发生粘连。

4.手术治疗

（1）全关节结核：关节病变范围较为广泛，非手术治疗很难治愈，且不可避免地要发生关节强硬和畸形。因此，对于全关节结核应在全身情况改善的基础上，争取早期手术治疗。其目的是彻底清除病灶，缩短病程，纠正畸形，融合固定关节于功能位，有利于早期恢复健康和负重行走。术后用髋人字石膏固定3个月。

（2）单纯滑膜结核或全关节结核早期：儿童患者，如果关节面基本完好，在切除滑膜病灶或清除骨病灶时，切勿使关节脱臼，以免损伤陷窝韧带，影响股骨头循环。此种类型，不适宜做关节融合术。术后继续牵引及抗结核药物治疗，在不承重情况下早期活动，尽可能地保全关节部分或大部的活动功能。

（3）单纯型骨结核：应及早行手术清除结核病灶，以防止病灶穿入关节形成全关节结核。病灶清除后，均应在关节腔内放链霉素 lg，如有窦道形成，同时放青霉素 80 万 U。

三、膝关节结核

膝关节结核发病率较高，仅次于脊椎结核，约占全身骨关节结核第二位。以儿童青少年多见。

（一）病理

膝关节在解剖上滑膜丰富，当结核侵犯膝关节时，以单纯化膜结核为主，最后发展为全关节结核。大多数起病时为滑膜结核，骨结核少见，骨结核病灶多位于胫骨上端或股骨下端。晚期时均可扩散形成全关节结核。膝关节滑膜充血、增厚，呈稍灰暗色、半透明状，有的部分显示豆渣或豆腐乳样改变，腔内积液，发生粘连，肉芽组织蔓至软骨面上，由于摩擦部分脱落，露出骨面。如骨骺破坏，骨的生长受到影响，可使肢体短缩畸形。膝关节周围缺少肌肉覆盖，在肢体活动减少的情况下，肌肉萎缩，关节腔内积液肿胀明显，关节外形上呈梭形肿大，形如鹤膝，中医上称为"鹤膝风"。膝关节脓液容易穿破皮肤形成窦道，反复流脓，病程迁延很长，一般不易痊愈，多需手术治疗才能痊愈。

（二）临床表现

起病缓慢，有低热、夜间出汗、乏力、倦怠、食欲不振、消瘦、贫血、血沉加快等全身表现。局部表现在早期症状不明显，仅有轻度关节肿胀，活动受限。随着病变的发展，逐渐出现疼痛，才来就诊，因此，在临床上，初诊时就是全关节结核。病情发展后，肿胀越来越明显，呈弥散性肿胀，局部压痛多不明显。检查时可发现膝部饱满，髌上囊肿大，浮髌试验阳性，穿刺可抽出淡黄色的混浊液体，到晚期肌肉萎缩，关节间隙狭窄，骨质破坏明显，活动受限，关节处可有疼痛和压痛。由于疼痛而有肌肉痉挛，导致膝关节屈曲挛缩和内、外翻畸形。局部常有窦道形成，反复流脓。当合并感染时，疼痛加剧，局部有红、肿、热、痛。由于疼痛和畸形，患者在行走时，常出现跛行或不能走路。

（三）诊断及鉴别诊断

诊断应根据临床表现、体温、血沉、X 线检查，必要时及时做活体组织检查，动物接种以确定诊断。

1.X 线表现

单纯的滑膜结核仅为髌上囊软组织肿胀，关节间隙增大。单纯性骨结核，如为中央型的表现为骨质疏松、模糊、呈毛玻璃样改变，随着病变的发展可见到死骨和空洞。边缘型表现为边缘骨质侵蚀破坏，呈虫蚀状。全关节结核，骨质破坏，关节间隙变窄或消失，有时出现半脱位，有时有关节骨性强直。

2.关节镜检

可见滑膜充血水肿，关节积液，经关节镜可取液做细菌学检查，也可取滑膜做病理学检查。当发生全关节结核时，可见关节面破坏，软骨脱落。

注意早期确诊，应与创伤性、化脓性以及类风湿关节炎相区别。

（四）治疗

1.支持疗法和抗结核药物治疗

目的是改善全身健康情况，促进病灶愈合，详细做法见本章第一节。

2.牵引固定

早期卧床及牵引，可迅速减轻症状，缓解病变的损害。常选用皮肤牵引使关节伸直。

3.抗病药物的局部使用

早期单纯性滑膜结核，可行关节穿刺抽液，局部注射抗结核药物，一般关节内注射链霉素，1克/次，1～2次/周，连续用药12周。如果无效或效果不佳，应早期手术切除滑膜。

4.手术疗法

（1）单纯性骨结核：及早手术刮除病灶，避免向关节扩散，引起全关节结核。

（2）单纯滑膜结核：如果病变不严重，软骨基本完整，做病灶清除术，彻底切除病变滑膜、髌上脂肪、软骨面上肉芽组织；如半月板受累也须切除其表面的滑膜，手术时彻底止血，手术后将患肢置于托马架上，做皮肤牵引，保持关节中立位。待伤口愈合后，逐渐活动膝关节。手术后继续使用抗结核药物，一般持续半年到一年。在儿童经过正规治疗，多能保留一定的关节活动。

（3）全关节结核：在X线片上有骨质明显破坏时，应及时进行手术，彻底清除病灶，将膝关节融合于功能位。对儿童应融合在膝关节伸直180°位，勿伤骨骺，以免影响生长发育。

四、踝关节结核

踝关节结核发病率较低，以儿童多见，以单纯性的骨结核为主，治愈后可留有关节畸形及功能障碍。

（一）病理

起病以骨结核较多见，随着病变的发展，可扩散至滑膜。也可先发生在滑膜，再扩散为全关节结核。踝关节局部软组织较少，常易穿破形成窦道，反复流脓，有时合并感染。

（二）临床表现及诊断

有低热、消瘦、食欲下降、乏力、贫血等全身表现。局部早期主要表现为疼痛及跛行。踝部活动受限，小腿肌肉出现废用性萎缩，局部有肿胀和压痛。晚期多有关节功能障碍及畸形，如马蹄足（跖屈）畸形，常常有窦道形成。

X 线可见邻近骨质疏松、萎缩和破坏，关节间隙狭窄或消失，边缘不整齐，呈虫蚀状改变。

诊断：依据病史、临床表现、X 线片可做出初步诊断，诊断有困难者，可做穿刺抽液化验，必要时可做活体组织检查，以确定诊断。

（三）治疗

1. 早期轻度病变可用短腿石膏固定和抗结核药物治疗。
2. 滑膜型结核，可做滑膜切除术，抗结核药物治疗。
3. 骨型结核宜及早去除病灶，局部植骨，全关节结核应在彻底清除病灶后，融合踝关节于功能位。术后石膏固定，3 个月后根据情况拆除石膏，进行功能锻炼。

五、足部结核

足部是由跗骨、跖骨、趾骨组成，足部结核是指发生在足部各骨与关节的结核，临床上较少见。

（一）病理

起病以骨结核多见，尤其是距骨、跟骨结核较多，跖骨和趾骨结核相对较少，舟骨、骰骨和楔状骨则少见。跟骨或距骨结核向踝关节穿破可形成踝关节结核。跗骨结核沿着小关节间隙容易扩散形成多处结核，常因穿破皮肤形成窦道，长期不愈，继而合并化脓菌感染。

（二）临床表现及诊断

足部结核影响足的负重功能，使行走和站立困难。主要有局部肿胀、疼痛和跛行。在负重和足内外翻活动时，可使疼痛加剧。检查时局部有压痛，有时可见窦道。如有继发感染，全身和局部症状加重。晚期足部常有畸形，如跖屈外翻或内翻畸形。

X 线显示：足部骨质疏松脱钙，骨质破坏，有死骨及空洞形成等。

（三）治疗

由于足部结核以骨性多见，故多需手术治疗，手术一般采用病灶清除、关节融合术。如病灶在骨质内，应在清除后植骨。如有合并感染，先按慢性骨髓炎的处理方法清除病灶,伤口愈合后,再二期融合关节。对个别跖骨或趾骨结核,可做局部病骨切除术。如有多数跗骨结核广泛化脓感染,尤其是跟骨大部破坏,合并严重畸形,长期影响全身健康,而足的功能不能恢复,已成为全身感染的一个感染源时,可考虑小腿截肢术。

六、肩关节结核

肩关节的滑膜较少,当发生结核时,以骨型多见,常致肩关节脱位。

(一)病理

肩关节结核早期多发生于肱骨头,也可发生在关节盂或滑膜,随着病变的发展,逐渐形成全关节结核,可发生病理性脱位。脓液可向肱二头肌沟、喙突或腋下扩散形成脓肿,脓肿穿破后形成窦道。

(二)临床表现及诊断

发病缓慢,局部肿胀、疼痛,肩关节活动受限,旋转时疼痛加剧。检查时,局部肿胀,有压痛。

X线照片显示骨质疏松、骨质破坏、死骨或空洞等。

肩关节穿刺可抽出淡黄色的、混浊的液体,检查时有结核菌,即可确诊。

(三)治疗

肩关节结核治疗以病灶清除及关节融合术为主,可一次完成,术后用石膏固定肩关节于功能位。如有窦道形成,只做病灶清除及外固定待情况好转后,进行关节融合。儿童病灶清除术后,使肩外展80° 前屈30° 位石膏固定。

七、肘关节结核

肘关节属于复合关节,其内滑膜较少,容易形成骨结核。周围肌肉、脂肪较少,当发生结核时,容易穿破皮肤形成窦道。

(一)病理

肘结核为上肢结核最常见的部位,好发于成人,如处理不当,常易形成关节僵直,一般为半伸直位,严重地影响上肢功能。骨型结核多起源于尺骨鹰嘴,其次为肱骨内、外髁;亦有滑膜型结核,病灶常扩散形成全关节结核。

(二)临床表现及诊断

早期以肘部肿胀为主,随着病情的发展,逐渐出现疼痛及活动受限。关节常僵硬于半伸直位。晚期可有窦道形成，反复流脓，经久不愈。

X线可见关节间隙狭窄、骨质破坏等。

（三）治疗

治疗原则：对早期单纯骨结核应及时做病灶清除，植骨充填空腔。对于单纯滑膜型结核，则做滑膜切除术。切口愈后及时活动以恢复关节的活动度。如为全关节结核，宜做病灶清除、关节融合术。

第五章 骨骺损伤

第一节 概述

骨骺损伤是涉及骨骼生长模式的损伤总称，包括骺生长板、骺板周围环、骺核（骨骺二次骨化中心），以及邻近的关节软骨及干骺端损伤，甚至包括骨干部位广泛软组织严重损伤后造成的生长障碍。

一、骨骺损伤的历史及流行病学调查

古希腊时代的 Hippocrates 就曾记载骺损伤。1632 年 Severinus 描述了胫骨近端与远端分离，1855 年 Malgalgme 注意到骺分离往往带有干骺端三角形骨块，1863 年 Foucher 最早阐述了骺损伤的病理特征，1895 年伦琴发现 X 线，1898 年 Poland 首先对骺损伤予以分型并发表了专著《创伤性骨骺分离》。

骨骺损伤男性多于女性。男性居前五位的损伤类型为桡骨远端骺损伤、肱骨外髁骨折、腓骨远端骺损伤、胫骨远端骺损伤和掌骨骺损伤，而女性则为肱骨外髁骨折、腓骨远端骺损伤、桡骨远端骺损伤、胫骨远端骺损伤及掌指骨骺损伤。

二、骨骺的解剖结构及生物力学特性

（一）解剖结构

除外锁骨，躯干骨骼的生长发育均有一次成骨和二次成骨过程，因而均存在初级骨化中心和次级骨化中心。干骺端、骺生长板、次级骨化中心（骺核）及其周围软骨结构，为临床关注的广义骨骺结构。儿童骨膜较之成人要肥厚，虽然柔软，但对预防骺与干骺端骨折后移位可起一定的作用。

（二）生物力学特性

在应力状态下，软骨与骨形态会产生相应的形变。生理限度内的应力会促进骨骺与骺生长板在生长发育过程中不断改变，走向成熟；超过生理限度的应力则会使正常的生长速度减慢，甚至停止，此种现象称之为 Heuter-Volkmann 定律。Frost 更加详细阐述了

应力与骨骺软骨生长的倒 U 形关系：高出或低于生理范围的应力，均可抑制生长。

三、骨骺损伤的分型

骺损伤的主要分型依据是骨折线通过骺生长板及骺核和干骺端的形式。目前最常用的是 Salter-Harris 分型：

（一）Salter-Harris Ⅰ型（S-H Ⅰ型）

经生长板的骺分离损伤，骨折线不通过骺核及干骺端。

（二）S-H Ⅱ型

带有干骺端骨块，骨折线通过骺板并延展至干骺端边缘骨皮质。

（三）S-H Ⅲ型

骨折线经过关节面、骺核到达骺板，并沿着骺板延伸至其边缘，使得骨端形成两部分骨块，包括部分骺核和骺板的小块，以及剩余骺核及与其相连的正常的部分骺板和整个干骺端。

（四）S-H Ⅳ型

由垂直剪应力导致的损伤类型，骨折线经关节面、骺核并贯通骺板延展至干骺端骨皮质。

（五）S-H Ⅴ型

骺生长板的垂直挤压损伤。

（六）S-H Ⅵ型

骺生长板软骨周围环（Ranvier 区）的损伤。

Salter-Harris 分型特别强调分型与预后的关系，其中Ⅰ、Ⅱ型损伤预后相对良好，Ⅲ、Ⅳ、Ⅴ、Ⅵ型容易造成生长发育畸形；强调Ⅲ、Ⅳ型必须手术解剖复位，克氏针内固定维持复位位置；Ⅴ、Ⅵ型应密切观察，推迟负重时间。

四、骨骺损伤的诊断

儿童骨骺周围的关节侧副韧带强度要 2～5 倍于骺板和干骺端，所以儿童关节邻近部位的损伤应当首先想到骺损伤。

（一）熟知特性，掌握规律

1.熟悉骺损伤的高发峰值年龄规律

如肱骨远端全骺分离、肱骨外髁骨折易发生在小龄儿童，而肱骨内髁骨折、尺桡骨远端骺损伤、胫骨远端骺损伤、股骨远端骺损伤、掌指骨骺骨折易发生于大龄儿童。

2.熟悉骨骺与骺生长板的形态结构

如股骨头骺创伤性骨骺分离就不可能发生在股骨头骨骺二次骨化中心出现以前，创伤所致的股骨头骺分离好发于学龄儿童。

3.熟悉软组织的附丽特征

比如桡骨远端骺损伤绝大多数为 Salter-Harris Ⅱ 型损伤。

4.熟悉正常骺生长板的生理闭合过程

如 Tillaux 骨折，即胫骨远端 Salter-Harris Ⅲ 型损伤（胫骨远端前外侧 1/4 的骨骺骨折）只发生在接近青春期的大龄儿童。

（二）辅助影像，综合判定

X 线平片始终是诊断骺损伤的重要依据，但并不是唯一的手段；必须详询病史，仔细查体，再结合 X 线照片方可做出诊断。当 X 线照片可疑或 X 线所见与临床症状有矛盾时，可照对侧肢体的对比片，特别是有助于区别骺损伤和二次骨化中心的正常结构。儿童的绝大多数骨骺损伤都发生在骨骺二次骨化中心出现以后，而带有干骺端三角骨块的骨骺损伤（S-H Ⅱ 型）又是发生率最高的骺损伤，所以骨骺二次骨化中心的位置变化与干骺端存在骨折块是诊断骺损伤的重要依据。

在骨骺二次骨化中心尚未出现前，骨骺损伤及损伤后的移位在 X 线平片常常不显影，造成诊断困难。应申请 B 超及磁共振成像检查。5～6 岁以下小龄儿童的肘部损伤，由于大多数骨骺二次骨化中心尚未显影，有时诊断非常困难，需要认真观察骺核与干骺端的相互关系、关节近远端的骨干顺列及其轴线移位方向，方能做出正确诊断。如肱尺关系正常、上尺桡关系正常，而肱桡关系（桡骨近端轴线与肱骨小头骺核）异常，首先要考虑肱骨外髁骨折；如果肱尺、肱桡的骨干关系异常，而上尺桡关系正常且向内侧移位，则应考虑肱骨远端全骺分离。

第二节　骺损伤的治疗

儿童骨关节及其周围软组织的结构和力学特性，决定了其可以耐受长达数月的固定制动而不发生肌肉挛缩和关节僵直；另一方面骨骺损伤常在 6～8 周即可获得比较牢固的愈合，因而大多数的骨骺损伤可以选择石膏固定。

一、骨骺损伤的治疗原则

一般原则上对于 Salter-Harris Ⅰ、Ⅱ型损伤采取尽早闭合轻柔手法复位石膏外固定治疗。粗暴和反复复位有造成医源性骨骺再损伤的危险，必须禁止。个别复位后不稳定者可经皮穿针内固定。如果损伤已超过一周仍存在移位和成角，则应谨慎评估，延迟的强行复位治疗虽可能改善对位对线，但多数不能达到解剖复位，且可加重软组织损伤和骺板软骨损伤。对个别闭合复位失败者，可以慎重考虑切开复位。切开复位时暴露范围要小可通过针拨完成复位。对于骨骺损伤 3 周后已有连续性骨痂生成或已达畸形愈合的病例，等待骨折后数月、经塑形若仍然残留成角和关节活动障碍，可以选择截骨矫形。

Salter-Harris Ⅲ、Ⅳ型损伤，需要切开复位内固定，此种类型的陈旧损伤病例，也应积极切开复位内固定，否则非但永远丧失骨骺软骨的生长发育功能，关节形态也会随生长发育出现逐渐加重的畸形。

切开复位内固定，需理解和熟记如下手术治疗原则：

（一）必须获得解剖复位，不要片面夸大生长潜力，不要过多地寄希望于生长塑形。

（二）不能达到严格解剖复位，则缺损间隙将被形成的纤维组织，甚至骨桥所替代，软骨骨折不可能一期愈合。

（三）要熟悉手术部位骨骺、骺生长板的解剖形态，关节面软骨的正常形态和轮廓，周围软组织的附丽与血供情况。

（四）尽可能采用光滑的、可很快去除的内固定物。以直径不超过 2.0mm 的克氏针为首选内固定物。

（五）不允许采用螺纹针、螺钉及各种需要预钻孔螺旋拧入的固定钉贯穿骺生长板做内固定。

（六）允许使用螺钉固定干骺端及骺核骨折，但螺钉方向与骺板尽量平行，禁止穿过骺板。

（七）内固定针如能穿过干骺端至骨干达到固定目的，就不要穿过骺生长板。如果必须穿过才能达到固定目的时，应选用直径不超过 2.0mm 的细克氏针。克氏针最好取与骺生长板垂直方向或斜形方向穿过，而不要横向穿针，以减少对骺生长板的干扰面积。

（八）内固定针不要穿入关节腔，避免诱发软骨溶解，导致关节僵直。

（九）胫骨近端骨骺撕脱骨折（胫骨嵴骨折）如用缝线内固定，最好选用可吸收线，且缝线不宜穿过胫骨近端骺生长板。

（十）对开放性骺损伤，除彻底清创、应用皮瓣一期闭合创面外，一定要小心处理骺生长板的软骨缺损面，对其邻近的干骺端与骨骺骨折面充分止血，用骨蜡封闭创面，争取不发生或延缓发生边缘性骨桥，也为二期骨骺再开放准备条件。

（十一）生长发育期的儿童骨骺损伤，禁止采用各种可降解的光滑固定棒、螺钉或锚钉贯穿骺板固定。对于涉及关节软骨面骨骺软骨损伤，允许谨慎选择可吸收材料完成固定，但不得穿过骺板和 Ranvier 区。

（十二）接近发育成熟的大龄儿童张力性骨骺损伤的治疗，为达到牢固内固定、早期练习关节活动的目的，可以选用拉力螺丝钉及张力带内固定，但一定要注意勿损伤邻近尚未闭合的骺生长板，以防止继发的生长发育畸形。

二、骨骺损伤的并发症及治疗

如果骺损伤没有得到及时正确的治疗，或因原始损伤过重等，都会影响或明显骚扰骺生长板的正常发育功能而造成严重后果，如骨折不愈合、畸形愈合、关节僵硬以及未发育成熟前骺早闭所导致的随生长发育逐渐加重的关节继发畸形、关节不稳定、短肢、肢体力线异常、迟发神经炎及神经麻痹。

（一）常见并发症

1.血管损伤股骨远端或胫骨近端骺损伤后合并血管压迫损伤的发生率很高，如未及时处理，往往造成肢体坏死，因而一经发现此种损伤形式，应急诊予以麻醉下复位固定。

2.股骨近端骺损伤后继发短颈与髋内翻畸形。

3.肱骨外髁骨折不愈合。肱骨外髁解剖结构的异常则会严重影响整个肱骨远端的正常发育和肘关节稳定性。

（二）特有并发症

未发育成熟前骺早闭是骨骺损伤后所特有的并发症，指的是骺板受到挤压后细胞坏死、纤维化，继而骨化形成跨过骺核和干骺端的骨桥，限制骺板的纵向生长，是造成一系列生长发育畸形的重要原因。如桡骨远端骺早闭后可出现继发的麦德隆畸形；股骨远端骺板呈双曲弧线形状，很易损伤，且骺早闭的发生概率也非常高，会造成显著的肢体外观力线异常和不等长；胫腓骨远端骺损伤也是未发育成熟前骺早闭的高发部位，常导致踝穴畸形，出现踝内外翻。

1.骺早闭的诊断及预防

骨骺损伤后应妥善防护，避免过早承重，并密切随访至少半年。一旦发现骺板形态紊乱、轮廓异常，或密度增加乃至硬化，均应高度怀疑骺板有否骨骺早闭。磁共振尤其是高场强特定软骨序列是探测骨骺早闭的常规有效手段，可清晰显示骺早闭的部位、范围及精确测量其横径和纵径、计算早闭面积及其所占骺生长板比例。

2.骺早闭的分型及治疗

根据骺早闭所处骺板的解剖部位，将之分为三种类型：中央型、边缘型（或称周围型）和条带型（或称混合型）。

一旦发生骺早闭或骨桥形成，应高度重视并积极应对：结合患儿年龄、损伤部位及其生长潜力、原始损伤类型、经治过程、当前软组织条件、骺早闭或骨桥的类型、面积及比率,有否骨性结构变化如股骨远端外侧解剖角(aLDFA)、胫骨近端内侧角(MPTA)及胫骨远端外侧角(LDTA)或踝穴角度等测量指标的改变,予以综合评估并制定应对策略。中央型骺早闭,如果面积比率小于30%,或者骨桥散在但总面积较小,仅造成骺板轮廓发生膨隆或呈现波浪状,骨性测量指标改变轻微,宜密切观察,有时可见骺早闭区域发生自然再开放;而面积比率超过30%的骺早闭,除了造成骺板形态改变外,骨性测量值常已发生异常,应结合肢体力线异常的程度、患儿的生长潜力来综合选择适宜的治疗方式。

边缘型和偏于一侧骺板的混合型骺早闭以及面积比率在30%~50%的中央型骺早闭,对于骺板纵向生长发育的影响显著,常常在伤后3~6个月内即已造成骨性异常;如果患儿仍然存在至少两年的生长潜力,应尽早施行骨桥磨除、骺再开放手术,目的是去除骺板纵向生长的骨桥束缚,并期望残余的相对正常的骺生长板能够恢复其正常纵向生长模式。

骨桥磨除后,为防止其再次形成,常充填自体脂肪、自体骺软骨、硅胶或甲基丙烯酸甲酯等进行占位。目前多数学者推崇采用自体脂肪填充,优点有三:既可取自局部带蒂移植,也可取自臀部用于大容量填塞,另外移植的脂肪组织变性肥大,还可随着骺板的纵向生长而向远端迁移,达到持续占位目的。术前已存在20°之内成角畸形者,需要同时予以骺早闭对侧的八字钢板暂时性骺阻滞,一方面可有效防止开放后的骨桥再形成,另一方面通过引导生长使得已有的成角畸形获得好转或彻底纠正。如果术前存在的成角畸形超过20°,则需要在骨桥磨除、骺再开放的同时,予以截骨矫正力线。

近年来飞速发展的计算机辅助导航手术技术,使得针对骨桥的寻找、定位以及磨除操作更加精准。与以前的手术操作模式比较,导航下骺开放术大大减少了对骨桥周围正常骺板组织的破坏范围,也在相当的程度上缩短了切口长度以及缩小了干骺端工作面窗口的大小,符合目前流行的微创手术理念。

如果骺早闭范围超过50%,残余的"正常"骺板生长能力不足以恢复或维持整个骨骺的正常纵向生长模式,再开放术后效果不满意、力线异常只能被迫选择截骨矫正。由于病因仍然存在,生长发育畸形肯定会复发,在患儿发育成熟之前,常需要多次截骨手术以维持正常的骨性力线,以免造成继发性关节发育畸形。为降低复发率,降低手术次数,对于早闭面积比较大的患儿,可以考虑在截骨矫形的同时,施行残余"正常"骺板的永久性骺融合术。

骺早闭导致的5~6cm以内的下肢长度差异,建议垫高患肢、均衡长度、保守观察,尽量推迟第一次肢体延长的年龄,以求在生长发育成熟之前、尽可能减少肢延手术次数以及减低总的骨延长并发症发生率。

参考文献

[1][美] 威塞尔，主编 . 创伤骨科 [M]. 张长青，译 . 上海：上海科学技术出版社，2015.

[2] 公茂琪，蒋协远，主编 . 创伤骨科 [M]. 北京：中国医药科技出版社，2013.

[3] 薛远亮，主编 . 骨科临床诊疗技术与进展 [M]. 北京：科学技术文献出版社，2014.

[4] 刘小刚，总主编 . 骨科临床诊疗新进展 [M]. 西安：西安交通大学出版社，2014.

[5] 刘秋亮，杨永宏，孙剑伟，主编 . 临床骨科诊治及其进展 [M]. 上海：上海交通大学出版社，2015.

[6] 赵小义，严鹏霄，熊雪顺 . 临床骨外科学 [M]. 北京：中国医药科技出版社，2010.

[7] 任高宏，主编 . 临床骨科诊断与治疗 [M]. 北京：化学工业出版社，2015.

[8] 侯树勋 . 骨科学 [M]. 北京：人民卫生出版社，2015.

[9] 徐启武 . 脊髓脊柱外科学 [M]. 上海：上海科学技术出版社，2009.